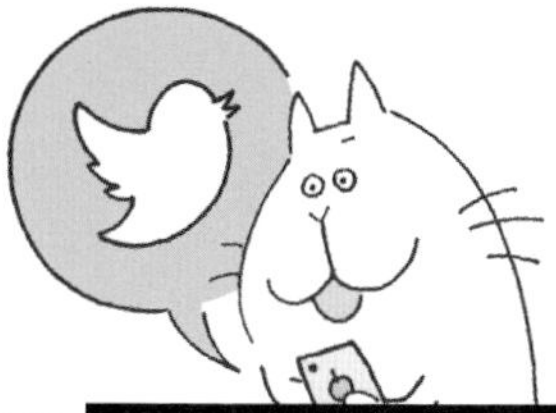

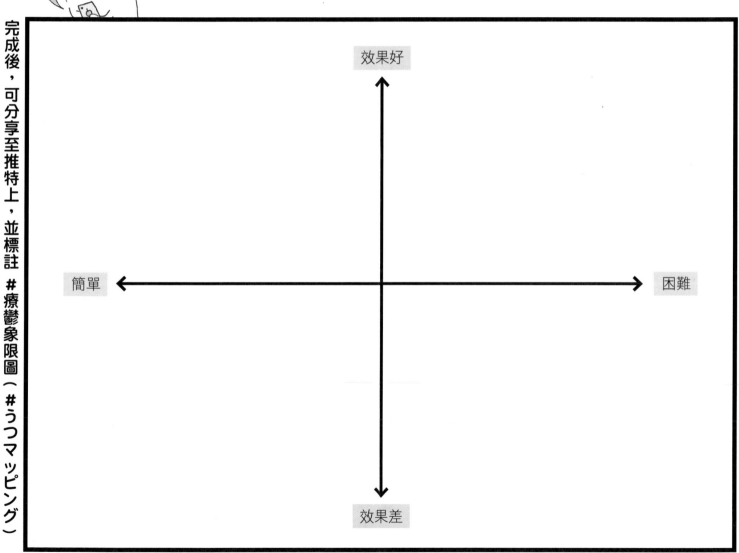

· THE UTSU MAPPING ·

來製作屬於你的「療鬱象限圖」吧！

完成後，可分享至推特上，並標註 #療鬱象限圖（#うつマッピング）

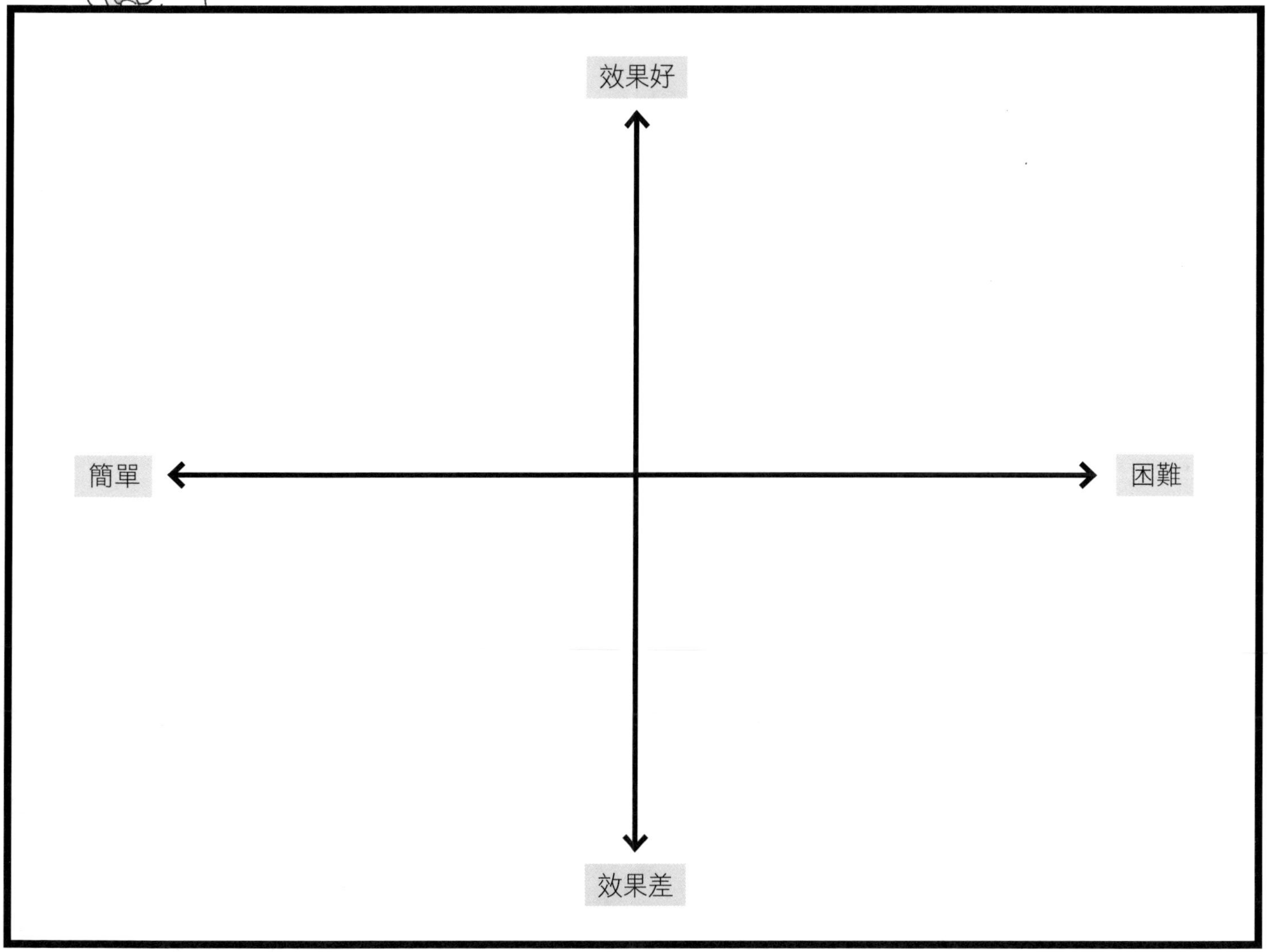

裁切線

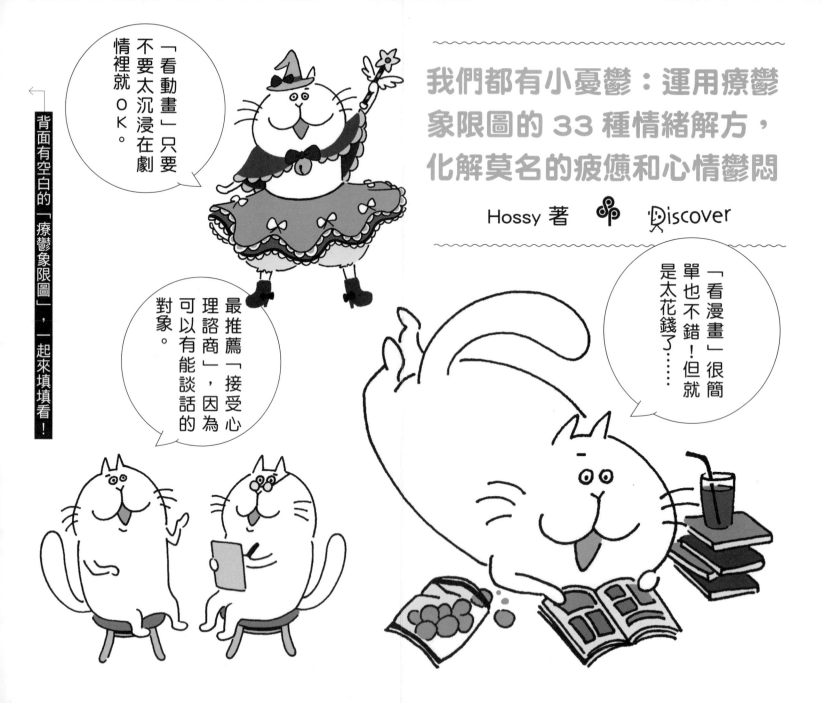

我們都有小憂鬱：運用療鬱象限圖的33種情緒解方，化解莫名的疲憊和心情鬱悶

Hossy 著　Discover

背面有空白的「療鬱象限圖」，一起來填填看！

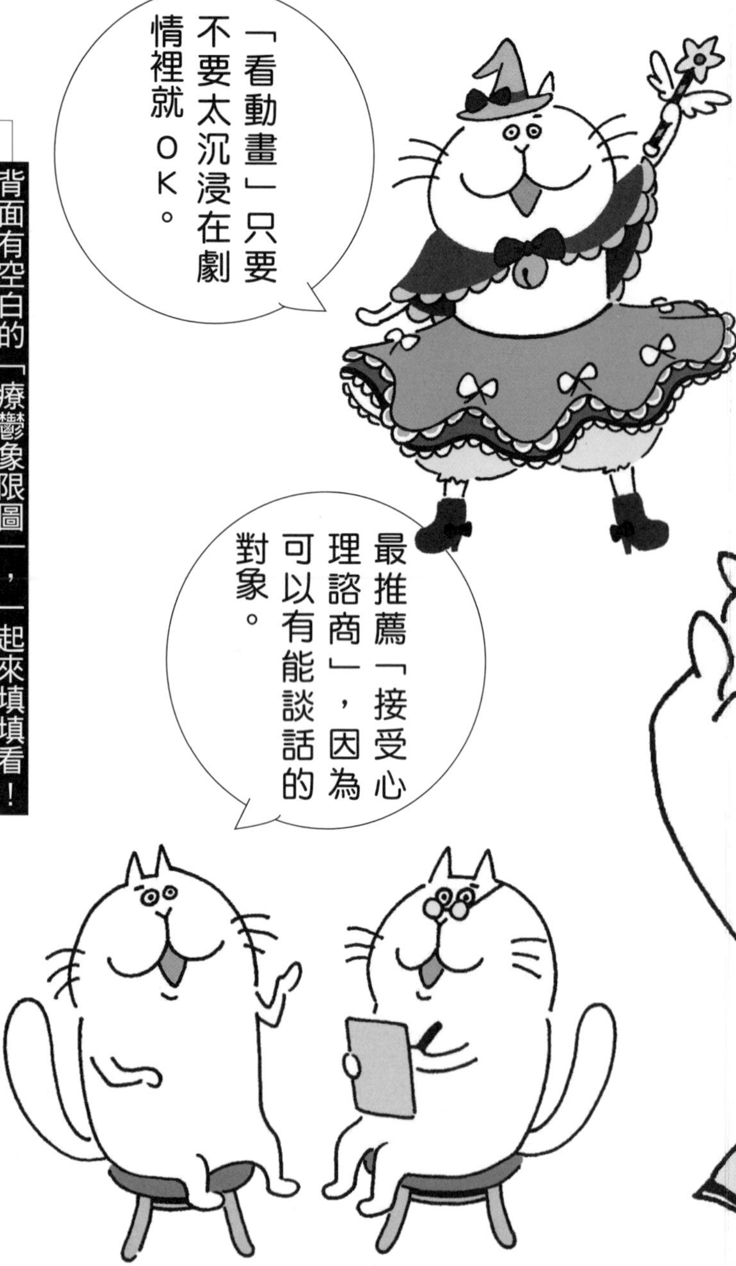

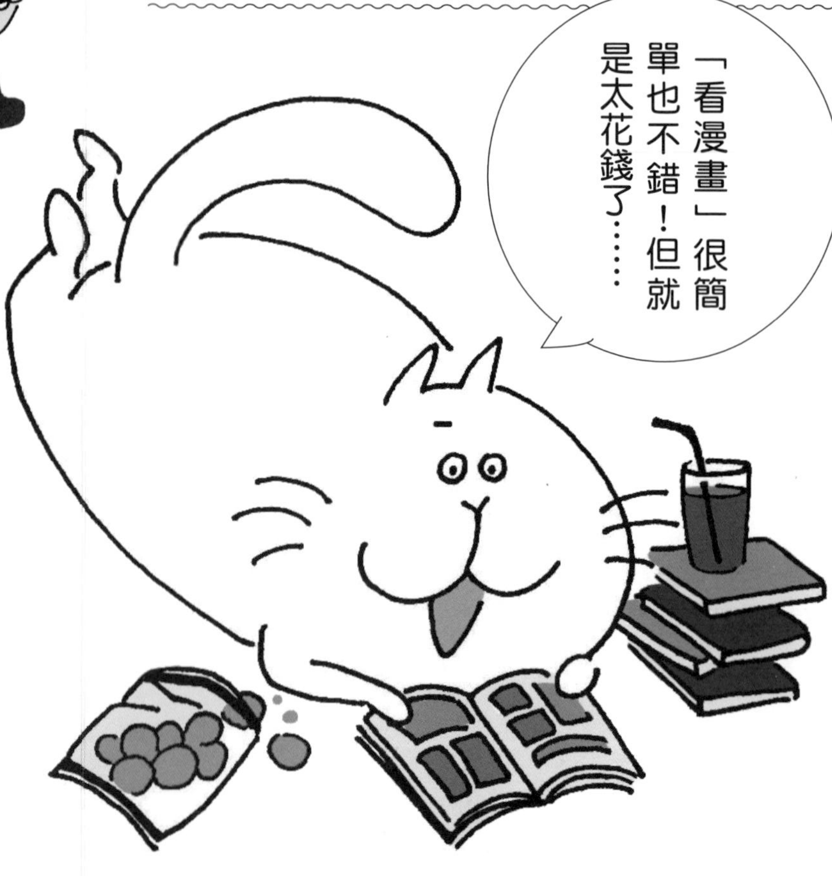

我們都有小憂鬱

うつを治す努力をしてきたので、効果と難易度でマッピングしてみた

運用療鬱象限圖的33種情緒解方，
化解莫名的疲憊和心情鬱悶

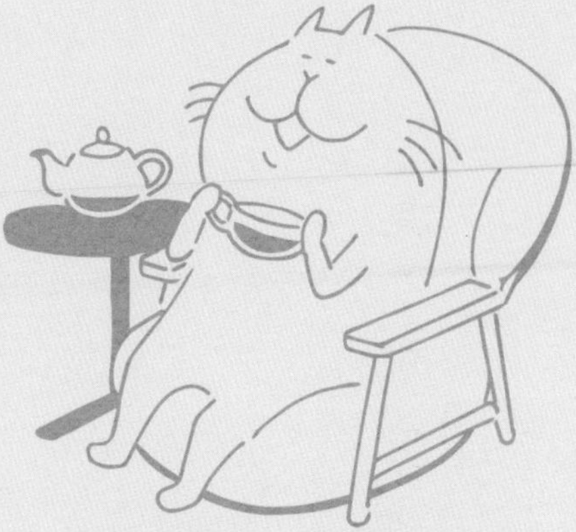

Hossy——著　郭菀琪——譯

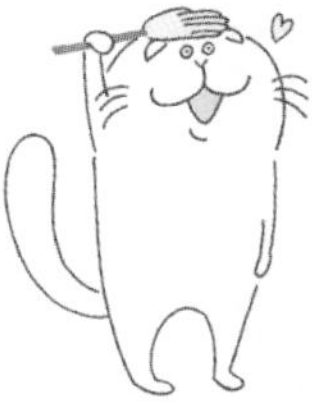

這是我的

「療鬱象限圖」

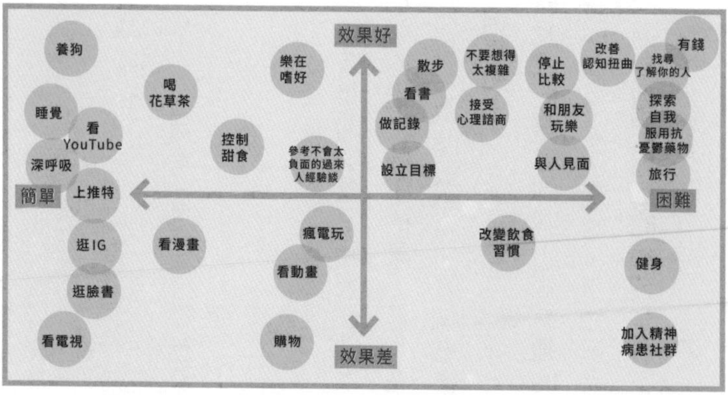
效果好
效果差
簡單
困難
養狗
喝花草茶
樂在嗜好
散步
看書
做記錄
設立目標
不要想得太複雜
接受心理諮商
停止比較
和朋友玩樂
與人見面
改善認知扭曲
有錢
找尋了解你的人
探索自我
服用抗憂鬱藥物
旅行
睡覺
看YouTube
深呼吸
控制甜食
參考不會太負面的過來人經驗談
上推特
逛IG
看漫畫
瘋電玩
看動畫
逛臉書
看電視
購物
改變飲食習慣
健身
加入精神病患社群

推薦序

有沒有吃藥與諮商以外的另一種選擇？

程威銓（海苔熊） 科普心理作家

最近遇到兩件事情讓我一直放在心裡。

第一個是，前幾天和一個同樣為憂鬱症困擾多年的朋友Y聊天，她本身也是心理系一路念上來、母親也有憂鬱症。她自己曾吃過一陣子的藥，但實在忍受不了藥物的副作用；考慮選擇諮商，但又怕遇到同行（漱圈很小），就這麼樣靠著自己的力量，不好也不壞的與憂鬱症共處了十幾個年頭。

第二個是，前陣子我回學校見督導，那時候我的督導問我一個有趣的問題：「人類心靈的疾病和困擾並不是在藥物和諮商發明之後才出現的，不知道大家有沒有想過，在醫學開始發展之前，人類都是怎麼面對他們內心的痛苦？會不會每個人本身，就有一些因應這些痛苦的能力？」

這兩件事情一直放在我心中慢慢發酵，加上最近遇到一些因為經濟或者是家庭等等其他因素，而無法前來接受諮商或者看診的個案，更讓我去思考一件事情：憂鬱症是一種疾病沒錯，並不是靠「想開一點」就會好的。但是，會不會吃藥和諮商只是其中的兩種選擇？會不會在個案自己的身上，就有治好這個疾病的答案？如果有的話，那會是什麼？

懷抱著這個疑問，我繼續我的實習、接我的個案，然後我慢慢發現，有些時候個案的確在諮商師或者是朋友的支持之下，慢慢找到自己的出路。有些人會在情緒抒發之後，開始規畫去旅行、有些人會培養起記錄情緒和寫日記的習慣、有些人會熬夜追劇（書裡面有提到可能會產生「副作用」）、有些人會離開一段讓他有壓力的關係或工作（當然難度也很高）。無論他們做了什麼，其實都是在做一些「生活上的改變」，可能是行為的改變、或者是看待事情方式的改變、甚至只是「接受自己現在就是病了」這種改變。當他們開始做「改變」之後，其中有些個案，症狀就開始慢慢減輕了，服藥量也隨著療程慢慢減少。

那麼，有可能在個案還沒有來見我們之前，甚至是他因為種種限制沒有辦法來就醫、尋求諮商之前，就可以有系統地找到一個，適合自己的痊癒方法囉？當我在思考這個問題的時候，就收到時報出版寄來的這本書稿。老實說，剛收到這個稿子，我心想，憂鬱症患者寫的書這麼多本，這本到底有什麼厲害的地方呢？仔細一看才發現，他真的是從病患的角度出發，像是神農氏嘗百草一樣，整理了各種可能可以用的方法，不愧是憂鬱症病患啊（p.s.我聽過很多個案也都是這樣，會上網查各種方法，非常想讓自己「趕快」好轉）！除此之外，他還收集了各種資料佐證，所以這本書我覺得非常值得推薦給暫時不想吃藥或者是接受治療的人，一種靠自己的入門方案。

對我來說，科學研究和心理治療是兩個非常不一樣的領域；前者強調的是一種治療方法，或者是一顆藥物「平均來說」對於個案有何種效果，但往往忽略了一件事情——每個個案都是不一樣的，有他們的世界、有他們的生活、有他們的壓力和困境，也因為每一個人都非常不同，所以後者才會針對不一樣的個案，採用不同的介入和協助方式。然而，治療師和個案的契合程度也是一個問題，找到自己的治療師，通常也需要花一些時間和金錢。基於前面種種原因，我覺得這本書可以是另外一種選擇，這並不是說你要按照作者書上面所標示的星等，來決定自己要採用哪一種方法來走讓自己好過一點，而是你可以參考他的方式、看看你想要達成的目標，在嘗試任何一種方法的時候，評估一下自己的感受如何。

我們這行有一句話說：「個案是自己問題的專家。」面對你的疾病，我想沒有任何人比你更清楚身體的狀況，如果你已經厭倦了過往的治療模式，或許可以嘗試看看書裡面提到的各種方式，讓憂鬱症和你自己，都可以被放在生命裡最安適的位置。

前言

「請停止工作三個月。」

第一次去看精神科時，我得知了這個噩耗。

人生總會遇上幾次震驚的情況，至今我認為那算是人生當中一個特別重大的事件。當時的我以為「憂鬱症＝社會廢柴」，所以當知道自己罹患憂鬱症之後，有好一陣子什麼事都做不了，意志非常消沈。

正在閱讀本書的讀者中，或許有人正陷入與我那時相同的狀況。那時我經常聽說「吃完藥好好睡覺，憂鬱症就會好」，也相信這個說法並一直靜觀其變。

吃藥後病況確實有稍微變好了一點。可是，光睡覺什麼事都做不了，頭腦也無法思考，然而，和家人聊天，或外出買東西，甚至回公司復職等這類與人的互動，那時根本想都不敢想。

「吃藥的確會好轉，不過恢復程度很有限啊……」才是我真實的感想。

寫本書的原因

大家好，招呼打得太遲，不好意思。

平時我以「Hossy@心理駭客（mental hacker）」的名字，主要活躍於部落格與推特。「心理駭客」意思是指「破解心理問題的人」，也就是生活駭客的心理版，去分析並改善自己的心理，請各位可以想成將自己的心「重新編程（＝破解改造）」的感覺。

我成為心理駭客的原因很單純，因為**我罹患了憂鬱症**。

當我發現「只靠吃藥不能完全治癒」之後，只要想得到的辦法都會去試。從大家一致認為對憂鬱症非常有效，到大多數人都說該避免的方法，我以神農氏嘗百草的精神，一一嘗試。

結果，我的身體狀況一點一點逐漸復原，甚至還可以外出了。

我想將這個經驗以簡單易懂的形式分享給大家，於是在推特放上「療鬱象限圖」。所謂「療鬱象限圖」是將我至今嘗試過的各種「（聽說）對治療憂鬱症有用

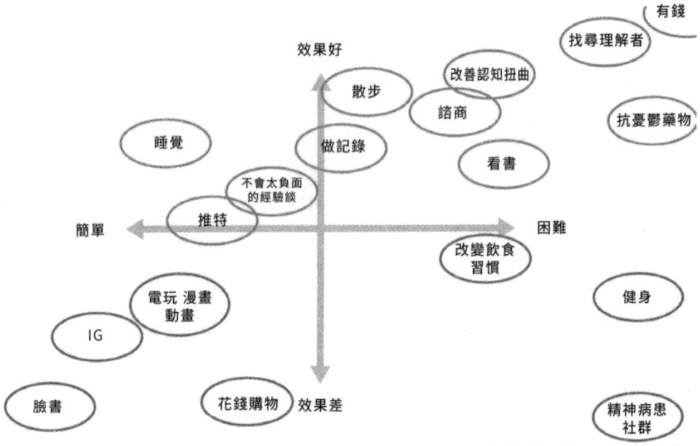

Hossy@預計10月出版 📖
@HossyMentalHack

為了治療憂鬱，我一路試過許多方法，並試著畫成象限圖。

15：16-2018年4月16日

♡ 41043 💬 24681人在談論這個話題

↑這是我一開始在推特的投稿

的方法」，以「效果」與「難易度」為坐標軸，繪製成一目了然的象限圖。

結果，帶來超過二．四萬次轉推，以及四萬個「按讚」的迴響。不只這樣，很多人看到我的圖後，也試著做做看，然後公開自製的療鬱象限圖，並且跟我聯絡。

「試著分類之前自己試過的方法，真有趣！」

「這樣做讓我想起之前曾覺得有效卻已經忘記的方

法，我要再來試試看！」

「看見其他人的療鬱象限圖很值得參考，我也想多方嘗試看看！」

療鬱象限圖的影響力所及之廣，超乎我的想像！老實說，我一開始只是抱持想分享「我試過這些辦法喔～你來看看～」這樣輕鬆的心態上傳到推特的，所以對於產生如此大的迴響，最驚訝的正是我本人（笑）。

託當初上傳推特這個小小動作的福，我曾在福岡的博多舉辦了「療鬱象限圖」的活動，然後剛好就在這個時間點收到出版本書的提案，我想這也算某種緣分，於是決定執筆。

從我的親身經歷找到屬於你的療鬱方式

罹患憂鬱症後，令人感到最痛苦的不是症狀本身，而是來自周遭的不理解。由於身邊沒有人得過憂鬱症，總有很多狀況不知道該怎麼辦才好。以前我也是這樣，感覺就像在黑暗中拚命地摸索前進，這種感覺若說是「身處地獄」也許再貼切不過。

網路上雖然大量流傳著「做○○對憂鬱症有效，最好不要╳╳」之類的資訊，卻幾乎沒有以患者實際經歷而整理成的資訊。

「光靠吃藥總覺得也不會變好……」

「我想知道和我有一樣病況的人，之前都試過哪些方法……」

「我覺得自己已經改善很多了，不過還不是很確定究竟是好到什麼程度。」

我希望能為這些即使受憂鬱症所苦，但仍想改變自己，內心積極向上的人，多少提供一些意見，於是整理出針對減緩我憂鬱症「有效的方法」及「無效的方法」，而寫成本書。

還有，本書完全根據我這四年來的個人經驗所寫成，加上原本就沒有「○○對憂鬱症有效！」這種絕對正確的解答，說不定我認為效果不佳的方法，對有些人或許有效也不一定。希望各位一定要多方嘗試後，找出適合自己的方式。

「療鬱象限圖」的三大效果！

最後，我想稍微提一下療鬱象限圖的效果。

首先，製作療鬱象限圖可以知道自己的偏好。即使聽說「散步可有效緩解憂鬱症」，但如果不親自試試看，就無法知道實際上是不是真的有效果。因為這不僅取決於當下憂鬱症的症狀，與患者喜不喜歡散步也有很大關係。

而且，人類是健忘的動物，為了快速找出對緩解自己憂鬱有效的方法，事先做好療鬱象限圖就很重要。我經常不時檢視以往所作的嘗試，才想起「啊！對吼，之前那個方法很有效的說……」。

人無時無刻都在改變，所以療鬱象限圖的內容並不固定而會不斷變化，幾個月後再重做一份，可能會發現與之前的結果截然不同，比較前後變化也別有一番樂趣喔。

另外，也可以藉由讓別人參考，或是觀看別人的療鬱象限圖而發揮作用。上傳到社群網站（SNS），可以成為話題而開啟溝通之門。每張圖都具有原創性，所以別人的療鬱象限圖往往都有參考價值。

可以的話，請各位盡量將你的療鬱象限圖上傳到社群網站（本書卷頭附有空白的療鬱象限圖可供填寫）。讓看到的人可以客觀地觀察自己，若能因此串連起社群網站上價值觀相近的人，對筆者來說，沒有比這更高興的事了。

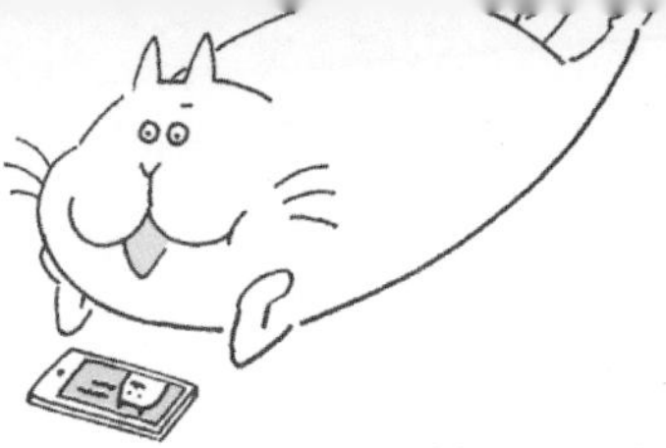

目錄

第2章 困難卻效果好的抗憂鬱方法

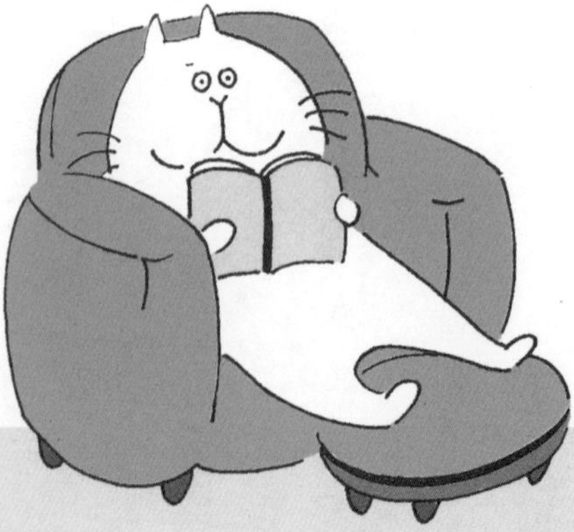

第3章 簡單但效果較差的抗憂鬱方法

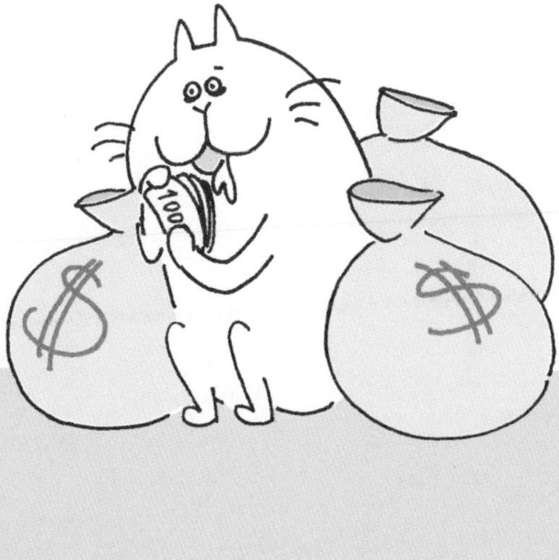

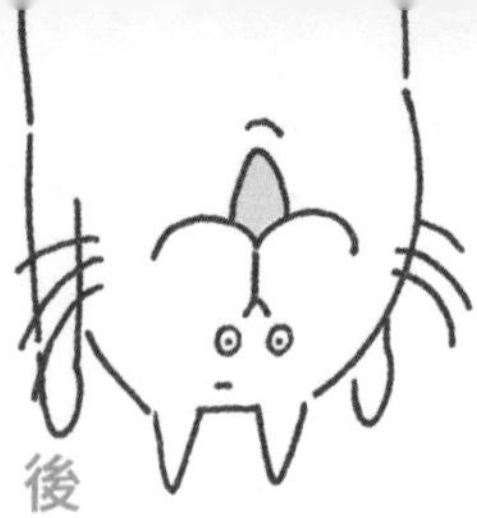

CHAPTER 1

簡單又效果好的抗憂鬱方法

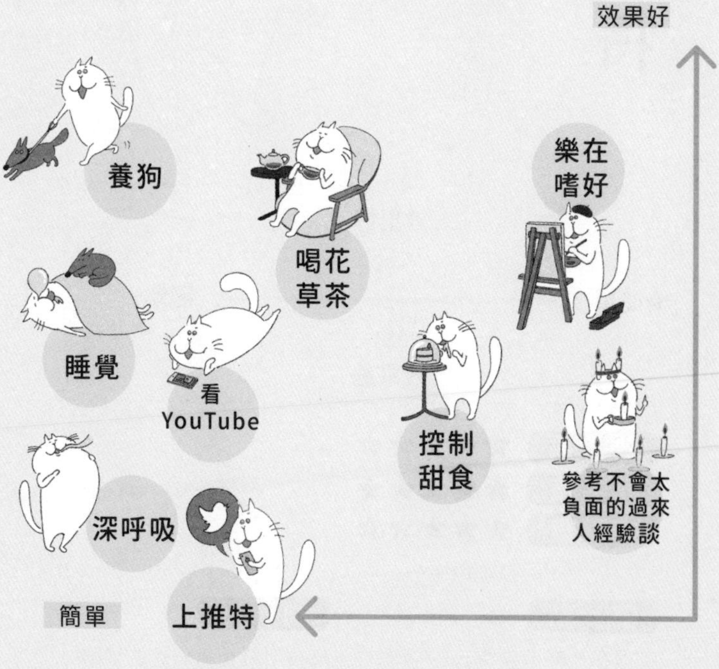

1

上推特

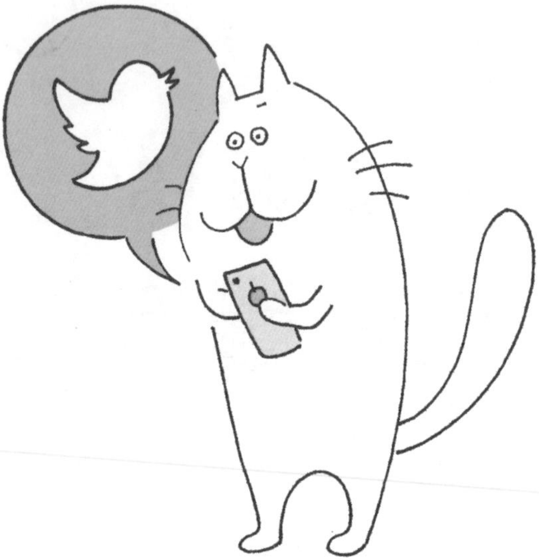

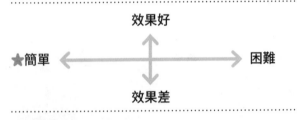

效果好

★簡單　　困難

效果差

效果	★★★☆☆
簡易度	★★★★★
推薦度	★★★☆☆

優點

有很多憂鬱症過來人的經驗談及真實的心聲

缺點

具有引發大量負評的風險

在同溫層中能找到救贖

在Google搜尋輸入「憂鬱症　症狀」，會出現很多精神科醫師或臨床心理師的網站。由於醫療類的資訊不容出錯，就資訊可信度來看，搜尋引擎可以說相當有幫助的。可是對我們來說，不可否認，透過Google找出來的資訊常讓人感覺「這不是我想要知道的訊息」。

那麼，在推特（twitter）同樣以「憂鬱症　症狀」這樣的關鍵字搜尋看看會怎麼樣呢？**結果會出現許多普通人的經驗談和真實的心聲**，資訊並非整理得有條不紊，完全是以「推文」的形式呈現，如果問我這些資訊有沒有用，實在也很難立刻點頭說「是」。

不過，對於以為「這個世界上痛苦的人只有自己」而內心受到煎熬的憂鬱症患者來說，當中可是充滿救贖的文字。

「啊～真的啊……原來有很多人和我一樣啊！」

在現實社會中（看似）幾乎不存在的「憂鬱症病友」，在推特上卻為數眾

多。對於因心理壓力而痛苦不堪的人來說，只要知道世界上也有和自己相同處境的人存在，內心就已獲得救贖。

讓你更能看清楚杞人憂天的自己

推特不只是搜集資訊的工具，在自我成長方面也頗有助益。英國皇家公共衛生協會（以下簡稱RSPH）針對社會網路進行調查，發表以下的結果：

> 位居第二名的是推特，從研究結果得知，推特展現自我的功能當然不在話下，而在確立自我意識等層面上也獲得高度評價，然而也會造成「霸凌」（bulying）或「錯失恐懼症」[1]（Fear of Missing Out，簡稱FoMO）等不良影響。(1)

推特的特色在於一百四十字的推文，有的人在簡短的文字裡直接宣洩感情，也有人將文章統整得簡潔易懂，因為可以不用大腦就發表，所以不少飽受憂鬱症所苦的人，在頭腦渾渾噩噩的狀態下，至少還有推文可以寫（我之前也是這樣）。

就算什麼都不想，只是一味地寫下去，之後回頭看仍有許多發現。當我回顧自己所寫的推文，印象最深的是**我所擔心的事，幾乎都沒有發生**。

有句話說：「你所擔心的事，有九成不會發生」，的確是這樣，就算真的發生了，大多也沒有預想的那麼嚴重。然而，一旦得到憂鬱症，就沒有辦法客觀地看待事物，**光像這樣回頭看推文，就可以逐漸培養出，以客觀的角度來看待事物的能力**。

而且，推文算是全面公開的日記，所以別人會給予評論，雖然有時候會因酸民的批評受傷，但從帶給我們新觀點的意義來看，我想不失為一種治療方式。

1 編注：指人們在使用社交網站時，因為擔心錯過某些精彩內容而感到焦慮、煩躁和沮喪，所以不斷刷新消息，或者懷疑自己錯過了什麼重要訊息而作出錯誤決定的狀態。

「網路霸凌」和「錯失恐懼症」是不良影響？

另一方面，如RSPH調查結果顯示，的確有因為「網路霸凌」或「錯失恐懼症」而造成的不良影響。先來談談「錯失恐懼」的感覺吧，這是心理因素，其中有很高的比例是取決於自己內心狀態或想法，在某種程度上是可以控制的。

我想有在用推特的人一定就知道，一開始就算連發好幾次推文，也不會獲得回應，即便認定「這鐵定會引起共鳴吧？」的強棒推文，頂多得到「一個讚」就算很不錯了。

此外，推特有「追蹤人數」這個簡單明瞭的數字，可顯示人有各式各樣的動機會追蹤別人。例如：

- 本身是粉絲。
- 有點感興趣。
- 傳來的資訊對我有益。

・錯按追蹤。

可是不知道為什麼，大部分的人都認為「追蹤人數＝粉絲人數」，明明有的人很可能只是錯按到追蹤鍵（笑）。

這可能是因為**人們覺得數字具有說服力吧**，只要是出了社會的人，應該都能理解這種想法，不是嗎？比如，假設某公司今年獲得傲人的利潤，

A利潤比去年增高許多！

B利潤比去年增高兩倍！

你覺得哪一種說法讓人感覺比較「厲害」呢？我想幾乎所有人都選B。

總而言之，看到別人的追蹤人數比自己高，會感到心情難過的原因不外乎是：

1 誤認為「追蹤人數＝粉絲人數」。
2 數字可增加說服力。

只要先明白這些道理，難過的心情應該就會減輕不少。
再來看另一個「網路霸凌」的問題，這屬於外在因素，所以自己很難控制。在推特的世界裡，大量負評就容易引發霸凌。大家雖不明說，卻暗自認定「哦！好像有很多負評呢，原來這傢伙不是好東西啊！」並且馬上加入論戰，恐怕沒先讀過前後文，就說出那種老人會抱怨電視節目一樣難聽的謾罵。
只不過這裡的霸凌和現實世界的不同點在於：

1 來得快去得也快。
2 很少集體霸凌。

俗話說：「謠言不過七十五天。」就算說網路世界的謠言止於七．五小時也不為過（笑）。

還有，因為老受到同樣的攻擊，容易讓人產生被集體霸凌的錯覺，其實在推特上的攻擊永遠是一對一。雖然有種「搞不清楚到底是誰在說話」的恐懼，不過發聲的一方也同樣無法掌握整體狀況，所以不至於真的動氣。

人一旦遭遇負評灌爆的情況，總會覺得自己得罪了全世界，但那只是錯覺。日本國際大學全球交流中心講師山口真一的演講資料中有以下這樣的內容：

過去整段期間只有一．一％的人留言，縮短成一年來看，其實只有〇．五％的人留言（二〇一四年約以兩萬人為對象所做的調查）。

日本東京奧運會徽事件的留言則約〇．四％（二〇一六年約以四萬人為對象所做的調查）(2)

我也有過幾次心慌的經驗，當下感覺「糟了、我完蛋了」，心臟撲通撲通地跳，但經歷過幾次同樣的情況之後，便漸漸開始覺得其實「攻擊模式都很類似」。

交情沒那麼好的熟人忽然生氣起來的話，任誰都會覺得擔憂害怕，可是如果知道對方向來很容易生氣，就會認為「喔，那個人的性格本來就這樣啦～」。由於在推特上見不到面所以會比較難推測發言者的個性，不過攻擊的模式幾乎都差不多，那就是：**總是同樣的人，為同樣的內容發怒**。

只要不理會，對方就會為了找新的攻擊對象而不再關注你。

在「推特中毒」之前，先訂立自己的使用原則

為了從「網路霸凌」和「錯失恐懼症」脫身，建議先訂立使用原則。我自己就制定了以下的原則：

1 不去在意「按讚數」、「轉推數」。

2 只給在意的人回覆（回信）。

3 不做人身攻擊。

4 價值觀不合的話，直接把對方封鎖或設為靜音。

一旦深陷推特的世界，就會在意他人眼光而容易忘記當初貼文的目的。我之所以使用推特，是為了記錄自己的想法，以及分享至今的經驗，雖然我也曾經數度覺得迷惘，而過於在意他人目光，幸好藉由設立自己的原則，逐漸不再受別人影響，內心也有定見。

而且比什麼都重要的是，推特真的很有趣。能樂在其中使用推特才是重點。

2

參考不會太負面的過來人經驗談

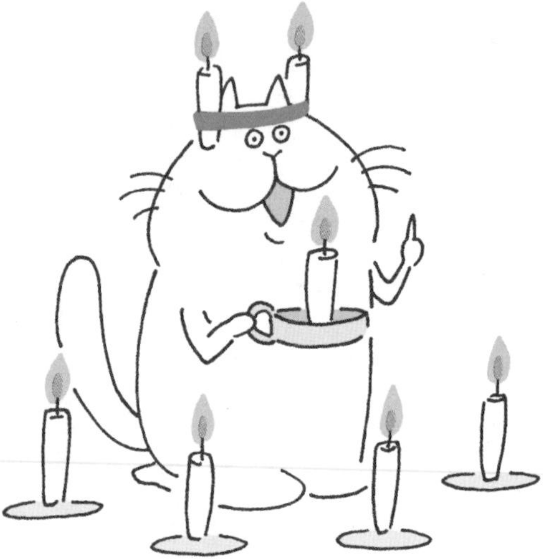

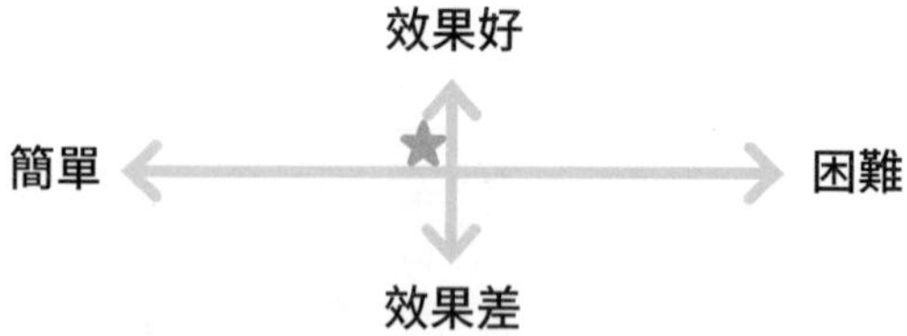

效　果	★★★☆☆
簡易度	★★★☆☆
推薦度	★★☆☆☆

優　點

可以知道自己的處境

缺　點

太負面的想法會讓人心情低落

負面暗示的力量

大家想必都已經知道**看負面的訊息會使心情低落**，芥川獎得獎作家金原瞳回顧自身憂鬱症經驗時，就說過以下的一段話：

「《蛇信與舌環》中寫的就是這件事。原本為了活下去才戴舌環和刺青，卻因此一蹶不振。連去死的力氣都沒了，被拉入陰鬱低潮進而被吞噬，結果找不回活著的真實感，就是這樣的故事。」(3)

只要是罹患過憂鬱症的人，大概對這段話都能產生共鳴吧。

我也有過一段時期覺得現實很苦悶，當時卻莫名地很喜歡看那些消極灰暗的過來人經驗談，或許是因為看見與自己有相同處境的人會感到安心的緣故吧。可是，正如金原瞳所說，這狀態若長久持續的話，最後將找不回活下去的真實感。

換句話說，**當內心已經完全習慣於不幸的環境**，甚至還會更想要**遠離幸福的**

所在。

一旦接觸負面能量，心情就會逐漸變得愈來愈消沉，這是一旦親身經歷便可得知的道理，也可以從「我們相信的執念愈強，引起的副作用就會愈強烈」這個既定的模式推想得知，有個明顯的例子就是醫學上存在著與安慰劑效應相反的**「反安慰劑效應」**。

我想大部分的人都聽過，光靠相信就能產生藥物療效的「安慰劑效應」，而這裡提及的「反安慰劑效應」也許比較少聽到，這是安慰劑效應的相反，意思就是即使投予完全沒有作用的偽藥，光憑受試者自以為具有藥效，就會產生副作用。因此，在新的藥劑或疫苗的臨床試驗中，不僅要檢驗安慰劑效應，同時也該一併檢視反安慰劑效應。(4)

這個說法雖然純屬醫學論述，不過也完全適用於現實生活。例如：即使現在覺得幸福的人，只要每天早上對著鏡子持續告訴自己「我是個不幸的人，毫無活著的價值」，應該真的就會轉變成鏡中人的心境（請絕對不要嘗試！）。

人其實比較我們想像中意外地單純，透過持續灌輸的觀念就會對人造成深刻的影響。

即使某位男生天生的長得超帥，但只要父母不斷對他說「你長得非常醜」，他應該也會對自己的外表感到厭惡。各位有過類似的經驗嗎？

可以看過來人的經驗談，但不要沉溺在負面情緒中

經驗談雖然缺乏客觀性，通常是絕對主觀的文章，**可是有很多事的確是只有經歷過的人才能明瞭。**

精神科醫師和臨床心理師雖然是專家，但大多沒有親身經歷吧。當然，有些病人不理解的知識或未能察覺到的感受，還是需要專家的解釋與提點，但就算是專家，既然不曾有過實際經歷，難免也有些部分與外行人沒什麼不同。

尤其像是「我就是這樣挺過憂鬱症」的這種話，只有病人才有資格這樣說，雖然聽起來理所當然，卻也很重要。**畢竟比起「寫了什麼」，人們更重視「是誰寫的」**。這是我在部落格世界中所得到深刻的體悟。在我匿名不露臉活動的時期，與公開姓名和長相進行活動的時期這兩者相比，所獲得的評價完全不同。當然我一直都同樣用心為讀者著想而發文，不過老實說，感覺「只是顯示出名字和長相」評價就升高了。

恐怕大家總會無意識地留意「究竟是誰寫的」吧。比如「今後日本經濟將會衰退」之類的預測言論，是出自「憂鬱症部落客的我」還是「經濟學家」，說服力自然大相逕庭。

光憑**「是憂鬱症病患寫的」**這一點，**文章的價值就不同凡響**。我認為網路上的憂鬱症患者自身的經驗談應該要愈多愈好。很多人會認為自己缺乏發文的經驗或自認是無名小卒，還有許多人雖然有心想做卻沒有自信。其實根本沒這回事！正是因為你沒自信，寫出的文章才更能激勵缺乏自信的人。

如果世界級的首富對罹患憂鬱症而沒自信的人說「世上最重要的不是錢」，

對方聽了應該也無動於衷吧，還不如說「我曾想過，沒自信的人該如何以自己的方式活在這個世上」這種話，還來得有價值。

我只擔心，愈是沒自信的人，愈會大量書寫傷害自己的文章，剛才已經說明過「反安慰劑效應」，所以必須這些文章會造成更多讀者感到悲觀、甚至產生不幸的骨牌效應風險。

排除負面資訊，不在大腦裡堆積垃圾

雖然之前我說過，過來人的經驗談很重要，不過**這世上幾乎沒有非看不可的資訊**。

攸關性命的災難警訊或氣象資訊理應是要關注會比較好，可是，包含我這本書在內，幾乎所有的東西就算不看，你也可以活下去，而且錯過了也不會招致什麼不幸吧（只是，可以的話希望你還是能繼續讀完本書啦～）。

所以說，**就算忽略資訊也沒關係**。即使我都在線上活動，但也幾乎不太看別人的貼文，看與不看，最終取決於自己，若是汲取過量的資訊造成大腦疲勞，這才真的是大問題。

就算我重視經驗談或當事人現身說法，卻也會毫不留戀地剔除那些可能會導致負面感受的資訊。**現在我也覺得多虧當初那樣做，才不容易在腦中累積垃圾，因而加速了我康復的速度**。

3

睡覺

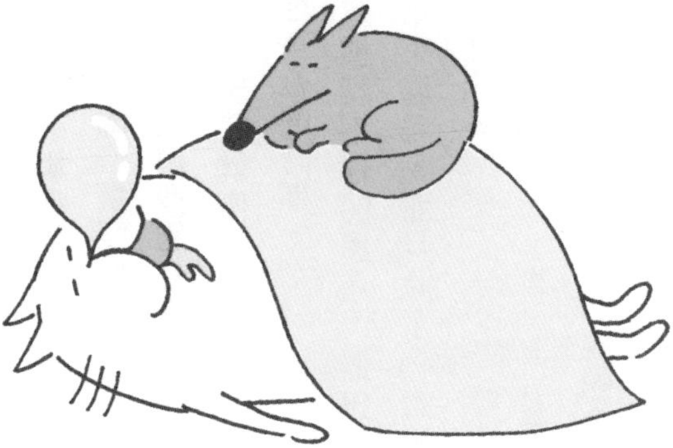

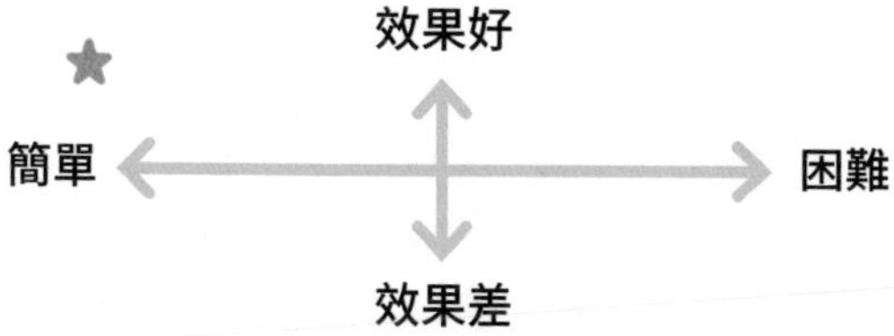

效　果　★★★★☆

簡易度　★★★★★

推薦度　★★★☆☆

優　點

輕輕鬆鬆就能讓頭腦清晰

缺　點

有打亂生活步調之虞

當頭腦轉不停，就睡覺吧！

雖然我們將病名總括稱為憂鬱症，但當中其實包含很多類型，症狀因人而異。聽說有些罹患憂鬱症的人還有去旅行的動力，我覺得這樣並沒有什麼不好，只要當事者覺得能讓心情變好才是最重要的。

不過，無論哪種類型的憂鬱症都有一個共通點，那就是「頭腦轉不停」。一想到負面的事情，思緒就停不下來，會不斷強化不安的感覺。沒錯，大家都很清楚身處在那段地獄般的時期。

要對付這種轉不停的思考，**最迅速有效的處理方式是「睡覺」**，原因在於睡覺可以強制結束思考，而且除了「有可能在該睡的時間睡不著」之外，沒有什麼其他特別的副作用（笑）。

好像有這麼一說：「一個人一天思考的次數約七萬次，其中有八成是負面思維」，我們究竟為什麼會這麼悲觀呢？

先說說我的論點，如果回溯到我們的祖先，他們生活的情況應該和現在生活在大草原上的動物們差不多吧。祖先的體能應該高過我們現代人，不過或許比現代格鬥選手弱，我想以這種程度的能力要在大草原過活，就「不得不變得悲觀」。

祖先們在大草原上應該無法熟睡，因為如果聽到周邊出現的「沙沙」聲卻不立即做出正確反應的話，等肉食動物出現在眼前就沒救了，樂觀天真的祖先們恐怕早就被吃掉而滅絕，只剩悲觀且警覺性高的祖先們存活下來，繁衍後代。

這樣想來，我們大概世世代代一路都繼承了這份「悲觀警覺」，活在現代的我們只要運氣不是太差，一般睡覺的時候是不會被襲擊，確實關好門窗的話，睡到不省人事也沒關係吧。

即便如此，我們儘管明知白費工夫，卻仍受過去的後悔和未來的恐懼驅使，而讓大腦持續高速運轉。所以，結論是**我們之所以會如此悲觀，在某種程度上來說也是無可奈何**，這都要怪祖先啊（笑）。

逃避現實的「睡遁法」，會因睡太多而打亂生活作息

「睡遁」正如字面上的意思，指的是用睡覺來逃避。想要逃避現實也可以看動畫或漫畫，不過有時候無法專注於內容就是了。因為含有逃避現實的意思，所以名為「睡遁」吧。

然而，我個人覺得危險的是，有的人竟然在大白天服用睡眠導入劑來幫助入睡，其中還有些人甚至是在白天使用夜用睡眠導入劑來睡遁。我能夠理解這些人認為只要睡著就可以忘記煩心事的心情，只不過不當使用處方藥真的很危險。

午睡的目的不單純只為「逃避」，也是**提高我們工作效率的良方**。不過，睡太久可不太好。

午睡超過一小時，晚上的睡眠會變淺，而且如果下午三點之後才小睡，往往導致夜晚難有睡意。若要午睡的話，建議在下午三點之前，小睡三十分鐘左右即

可。長時間午睡是失眠的原因，有損健康，短時間的午睡則可以提高專注力，還可增進健康。(5)

我在憂鬱症還沒復原的時候，午睡經常超過三小時，那簡直不是小睡，而是大睡了。

結果那段期間我晚上根本睡不著，使得生活作息徹底崩壞。每天半夜三點醒來，玩遊戲玩到天亮，然後白天才去睡覺，每天持續如此不正常的生活作息，因此身體出現了警訊，像是體重攀升、皮膚粗糙、內心焦慮、精神恍惚、頭腦停擺等不良狀態，我當時就過著渾渾噩噩、行屍走肉般的生活。

最糟糕的是，我對「連睡覺都不能好好做到」的自己感到十分生氣。因此，我認為破壞睡眠的規律所引起最糟糕的後果不在身體的症狀，而是精神上的問題。對身體不好當然不在話下，但更慘的是內心產生無比的自責，使情緒變得不穩，不斷惡性循環下去。

無論如何，我已經徹底明白破壞日常生活的作息會導致心理的崩壞，所以至今內心仍堅守誓言，再怎麼樣絕對不能打亂生活步調。

4 喝花草茶

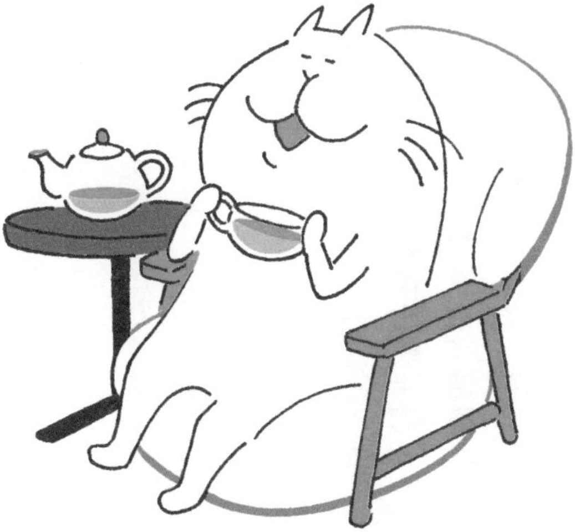

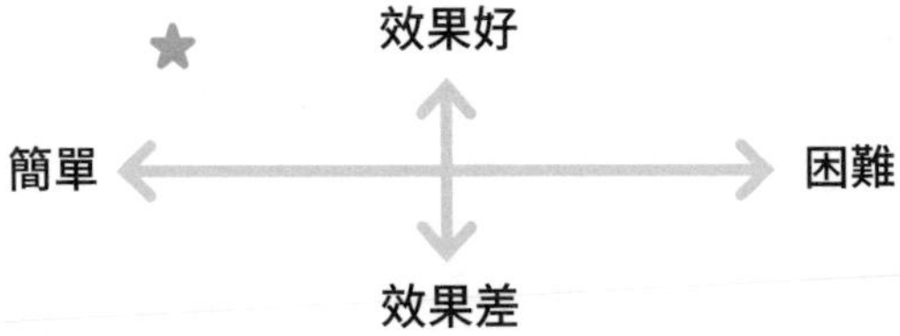

效果	★★★★★
簡易度	★★★★☆
推薦度	★★★★☆

優點	缺點
可享受放鬆悠閒的時光	燒熱水很麻煩

藉由穩定自律神經，從根本改善症狀

罹患憂鬱症之後，因為運動量不足和生活作息混亂，會破壞自律神經的平衡。白天睡覺、晚上睡不著的現象，可以說是自律神經無法順利運作的結果。

自律神經有兩種，促使心理和身體活躍的是交感神經，而將興奮的精神和肉體安定下來的是副交感神經，人體的最佳狀態就是這套交感神經和副交感神經取得良好平衡。(6)

我為了調整自律神經而開始喝花草茶，結果發現效果非常好。**早晨不會賴床、爬不起來，夜晚也睡得比較深沉，不會在半夜醒來**，這是我最高興的地方。實際體會到**可以正常睡覺原來是這麼幸福啊**。抗憂鬱藥物雖然不可或缺，但因為是對症治療，只有在嚴重憂鬱的時候才會發揮效果，不，恐怕應該說很難實際感受到效果。

之前我在推特上針對「你認為憂鬱症可以只靠藥物就治好嗎？」這項提問進行了問卷調查，結果收到一千五百人的回答，其中有高達九六％的人認為「無法治好」。就我的經驗來說，也是覺得**「只靠」抗憂鬱藥恐怕很難**。抗憂鬱藥在治療初期奠定基礎上扮演重要的角色，在那之後，我想是需要靠自己努力才行，像是：

・改善生活方式、思維方式。
・改變日常作息。

等等方法，這時其中一項能幫上忙的東西，就是花草茶。

因為**除了藥物之外，我唯一感覺有效的只有花草茶**，所以在部落格中有特別介紹（http://hr-diary.com/ment），後來收到許多讀者「喝了的確有幫助」的迴響。像這樣能讓大家可以嘗試自己喜歡的東西，並收到反饋，這也是身為部落客的另一種樂趣。

畏寒是憂鬱症的症狀之一

請勿輕忽身體怕冷的問題，我是在罹患憂鬱症之後才受畏寒所苦，而且好像不止我有這種困擾。

東京有明醫療大學教授，同時也是畏寒專家的川嶋朗教授針對「畏寒與憂鬱症」提出如下的見解：

> 我看診過的憂鬱症患者幾乎全都屬於「寒性體質」。「畏寒」是憂鬱症的原因之一，雖然這又是一個缺乏醫學論據的發言，不過很抱歉，這是我就個人經驗實際了解到的事實。(7)

憂鬱症原本就缺乏醫學論據，實在有些令人束手無策。可是，我自己就是在罹患憂鬱症之後才出現畏寒症狀的，這麼想來難免贊同川嶋教授的說法。事實上，我在**養成喝花草茶的習慣後，畏寒症狀改善不少，甚至連憂鬱的症狀也減**

輕，這為教授的說法做了佐證。

如果你還以為「畏寒」是女性特有的症狀，可要小心了！據說身為男性的我們也有畏寒的問題。

日本男性對「畏寒」相當缺乏警覺，誤以為這是女性才會出現的症狀，以至於對自身的「畏寒」毫無所知。先不說身上肌肉發達的年輕時期，運動量不足且處於壓力下的男性，身體比本人想像得要寒冷得多。

「畏寒」會讓血液混濁，使身體機能下降，導致慢性症狀產生，最後發展為疾病，像是癌症、糖尿病、脂肪肝、動脈硬化、高血壓、胃炎、肝炎、腎盂腎炎等等。(7)

這麼解釋就很清楚了，不是嗎？運動量不足的我也有切身經驗。

一旦罹患憂鬱症，連簡單的運動比如說散步也都變成重度勞動。再加上，因為精神疲憊而連下床的力氣都沒有，這麼一來，自然比一般健康人的運動量少了幾十倍吧（先聲明畏寒與憂鬱症的關係，現階段尚未獲得科學證實。）

紓壓放鬆心情，享受悠閒時光

請想像「有一個人喝了茶之後感覺很舒服」的情況，你覺得他喝的茶是熱的？還是冷的？我想可能大部分的人都會認為是熱茶。印象中冷涼的茶帶來的會是在夏天一飲而盡的爽快感覺，而熱茶則讓人安神舒緩。事實上就如同大家印象中所想，**我們喝熱飲的確會沉靜下來**。

熱飲不同於冷飲，感覺可以滲入體內深處，當身體整個暖和，心也跟著溫暖了起來的感覺。而且**像花草茶這類香氣十足，還具有放鬆效果**，更是上上之選。心中一邊想著「啊～好香的氣味啊，真不錯」，一邊喝茶，頓時感覺自己晉身上流貴族而變得優雅不少呢（笑）。

雖然品嘗花草茶的時間不會太長，但我很珍惜這份「非日常感」。現在隨時都能輕易地連上網路，很難不被外界干擾。就算有些人說「我是繭居族，大部分的時間都是一個人」，應該也會經常使用智慧型手機或電腦接收一些外來資訊。

正因為如此，可以試著專注品嘗花草茶——專注於「當下」是內觀的一種，對消除壓力的效果也很好喔。或許這是某種逃避現實的方法，因為在喝花草茶的當下可以忘記過去的後悔及未來的不安。

喝完花草茶↓刷牙↓上床睡覺

我推薦不易入睡的人進行某種儀式，就是「做完這件事就去睡覺」。以我來說，我的「儀式」正是喝花草茶，「喝完花草茶，刷完牙後，就上床睡覺」，只要固定這樣的例行流程，自然會產生睡意。

1 喝花草茶
↓
2 刷牙
↓
3 上床躺平
↓
4 睡覺

可能我喝的花草茶具有提高副交感神經的功效，因此安眠效果非常好。順便一提，我愛喝的是MENT股份有限公司調養心神專用的花草茶（http://item.ment.life/company/）。

不管是好或壞的習慣，人類是習慣的生物，關於這點，只要有憂鬱症經驗的人，應該都很清楚「老是被負面的不幸漩渦所束縛」。睡不著的那些日子，也算某種習慣。就讓我們將壞習慣轉變成好習慣吧。

簡單來說，**養成習慣的訣竅在於有意識地告訴自己「今天就來試試看吧」**。

就算不想做，今天也先暫且試試看。

明天的事，等明天再想。

等到了明天，再告訴自己「坐而言不如起而行」。

在重複進行這個過程當中，逐漸不用費力便可說服自己「今天就來做做看」。

等你回神，不知不覺間這件事已經持續好一陣子了，這就是習慣。

5

養狗

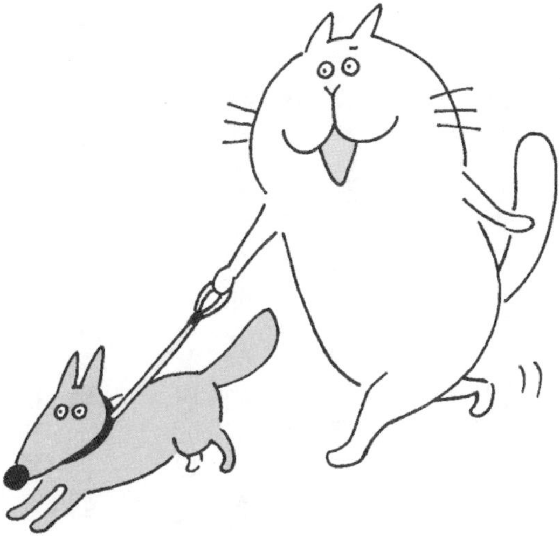

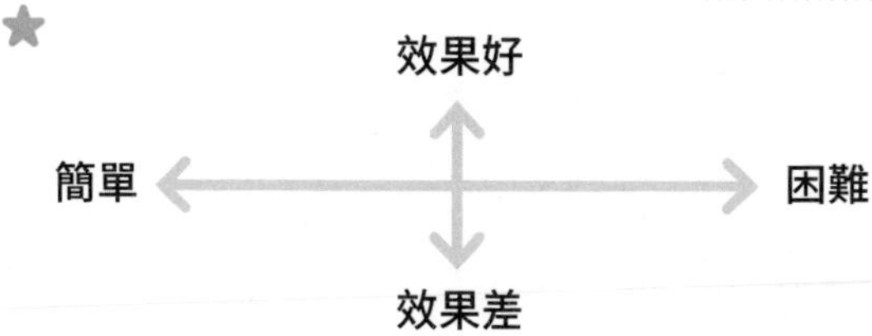

效　果	★★★★★
簡易度	★★★★☆
推薦度	★★★★★

優　點

狗與人類不同，不會背叛主人

缺　點

比你早死的機率很高

只要跟狗相處，就會產生幸福荷爾蒙

二〇一三年英國有研究報告指出「患有高血壓的飼主，與狗一起生活後血壓下降了」。近年來，人類與狗接觸會分泌催產素（Oxytocin）的說法廣為人知，這種內分泌可減輕壓力，俗稱「幸福荷爾蒙」。(8)

我真想大喊「這種事用不著研究也知道好不好！」我想，除非是怕狗的人，不然養狗對讓人減壓和有好心情的效果鐵定超讚。只要走進寵物店，總看到從小孩到長相兇悍的成年男性，無一不是露出溶化沉醉的表情，我心想「這個人平常一定不會發出這種聲音吧，不過很懂他的心情」，我是以這種另類的方式享受逛寵物店的樂趣（笑）。

當然，我想除了**狗以外的任何動物當然也都ＯＫ**。

以下是我個人的想法：「照顧動物」這個行為具有治療憂鬱症的效果。一旦罹患憂鬱症，會變得無法工作和外出，而自責「這個世界需要我嗎？」。寵物多半已失去在野外環境中生存的技能，沒人照顧就活不下去，就算飼主得了憂鬱症，對寵物而言，仍是賴以維生的存在，就像是父母親一樣。**寵物可以賦予我們這份責任感**，只不過負擔太大又怕產生負面效果，這部分很難拿捏。我建議和家人同住的人不妨試著養寵物，因為家人可以幫忙分擔照顧責任。

只有寵物會回饋百分百的感情

我不是悲觀主義者，可是非常明瞭人會輕易背叛他人。用「背叛」這個詞可能令讀者想到壯闊絕倫的場景，其實日常生活中經常上演背叛與被背叛的情形，只是有些會傷人，有些不至於太令人受傷罷了。

那麼，人為什麼會背叛呢？那是因為大家都只想著自己，而且人的內心是遠比寵物還更複雜的生物。大家生活的目的各有不同，就算同為家人，前進的方向也不盡一致。

關於這一點，寵物又是如何呢？

・想討飼主喜歡。
・希望主人給牠東西吃。
・愛玩耍。

大致就只為這些原因而活吧。我們人類有智慧，所以可能猜想「寵物只為這些而活，也容易獲得滿足」，除此之外，牠們沒有其他生活樂趣。或許因為寵物的智商比人低，只要達到低階的欲求，就感到快樂。這個說法有點冷酷，但我認為寵物的生活是幸福的。**現代人的心之所以會生病，原因之一就是太過富裕，以及選項太多**。因此，我有時候會羨慕選項較少的寵物。

寵物的智商比人類低，也不會在意周遭眼光，對我們的給予，會全力展現高興作為回饋。**那顆純粹的心靈逐漸淨化我這顆遭受汙染的心**。

只要說「準備好囉！來吃飯吧」並拿出飼料，寵物就會興奮地跑來繞圈並認真注視飼主的臉。而視吃飯為理所當然的人類，則是邊看電視邊面無表情地持續著吃的動作。假設你是煮飯的人，不用說也知道，你會比較想做飯給誰吃吧。

寵物比任何人都更能掌握主人的精神狀態

一般人似乎都以為憂鬱症患者永遠是情緒低落的，其實不然。雖然有時候什麼事都做不了，但也有稍微比較有精神的時候。然而，這當中的「差異」微小到不是憂鬱症患者就難以理解的程度。只要讓家人或周遭的人看見我比較有精神，他們就像要回復到過去時光般地異常熱絡，殊不知我還是有點消沉。

然而，寵物會仔細觀察人類，**嗅出微妙差異，在人類不想與任何人接觸時，確實地保持距離**。等你回過神時，才發現總在身邊的牠不在附近。一旦你想看看牠而靠近時，寵物會非常高興地搖尾巴，同時觀察你的情形，那個模樣實在太可愛了，心靈馬上獲得療癒。

需要我卻又不打擾我，再也找不到其他這麼貼心的存在了（笑）。

6
看 YouTube

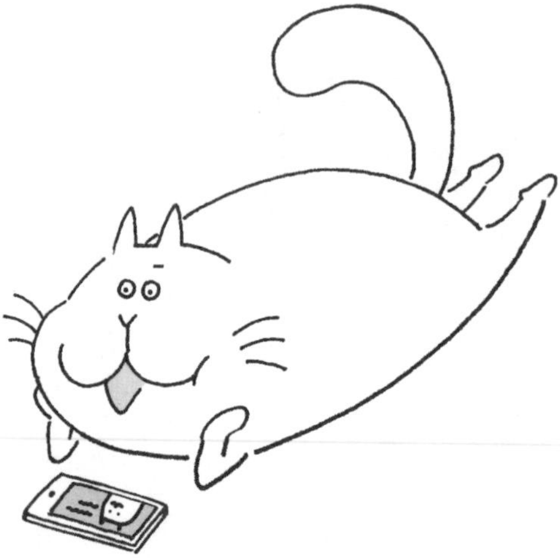

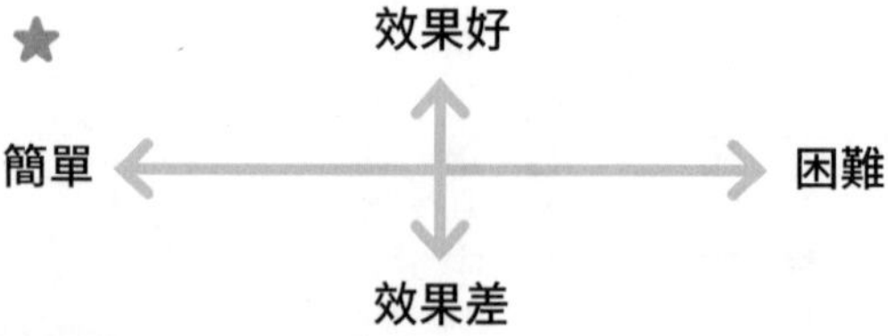

效　果	★★★★☆
簡易度	★★★★☆
推薦度	★★★★★

優　點

用智慧型手機便能隨時隨地觀看

缺　點

品質不高，容易看膩

心理健康影響度調查中，唯一獲得正向評價的社群網站

對年輕人心理健康的影響方面，YouTube獲選為最佳網站，尤其在減輕不安、憂鬱和孤獨感部分獲得很高的評價，最大缺點似乎是容易造成睡眠不足。(9)

比起推特、臉書、IG之類，YouTube與別人產生的關連性微乎其微，只有發布者與觀眾之間的關係，唯獨評論欄有與人溝通的機制，大多數的評論常興風作浪造成混亂，若是用智慧型手機，除非滑到非常下方，否則是看不到評論欄，所以**不會在無意間看到多餘的資訊**。我在想這會不會也是YouTube獲得正向評價的原因之一。

看其他社群網站「晒現充」[2]所引發的反感，會自動累積在心裡。而YouTube大多是真實呈現的影片，有別於強調現充的臉書與登載大量美照的IG，YouTube

算是比較沒有矯飾造作的感覺。當然，不能否認有些可能是經過刻意演出的自然感。

看YouTube或許**感覺就像看朋友的家庭影片一樣，所以在憂鬱狀態下觀看也不太會難受**，我也常心不在焉地看著看著，才發覺自己不知何時已經笑了起來。

推薦的YouTuber

・HIKAKIN

「蹦蹦，Hello YouTube」是他令人耳熟能詳的開場白，展現出這位網紅的個性，就算在容易受傷的敏感時期觀看也完全沒問題。他也在電視上曝光，即便平常不看YouTube的人，知道他的也不在少數，可以說是名符其實日本最有名的YouTuber吧。

他說話總留心絕對不引發負評，因此所發布的影片無論好壞都算妥當。雖然細節會有變化，不過就像長壽動畫《海螺小姐》一般，每次都提供類似的進展和笑梗，所以可以放心觀看。

· 兄者弟者

他們的特色是從來不露臉，以富磁性的低嗓音帶你同樂於遊戲之中，由於從不口出惡言，所以也可以看得很放心。

影片氣氛就像和朋友一起玩電動一樣，令人非常輕鬆。雖說是遊戲實況轉播，卻不是來函照登般直接播放，而是經過完整編輯，一段影片三十分鐘左右，看起來不會覺得冗長疲累。

只不過大多是介紹FPS（First-person shooter，第一人稱射擊遊戲）領域的遊戲實況，不少遊戲場景屬於怪誕恐怖風格，可能不適合膽小的人。如果有特別恐怖的場景出現，他們在影片開頭會先加註警語，我覺得這部份很貼心。

另外，他們在YouTube上還有做音頻，也備受矚目，有魅力的低嗓音真的很療癒。

· SUSHI RAMEN【RIKU】（壽司拉麵RIKU）

2 譯注：「現充」為日文「現實生活充實」的網路略語。

他們高中三年全奉獻給YouTube，並在剛升上大學時趁機做起徹頭徹尾的傻事（↑這是稱讚）。他們與其他YouTuber不同，特色在於**他們做的蠢事的內容並不低俗**。比如下列這類影片：

- 將加熱至攝氏一千五百度的鹽倒入西瓜裡面會怎樣？
- 嘗試用炸彈炸蝦。
- 試試看被五十萬伏特的閃電擊中。
- 用大量寶特瓶火箭飛上天。

諸如此類，他們做的事都需要花費不少時間和金錢來做準備。你不覺得光看標題就很好玩，而想一看究竟嗎？（笑）連我現在寫著都忍不住咧嘴輕笑，因為想起一些有趣片段。

感覺像是「暑假作業自由研究的超級進階版」吧，我總為他們那股令人佩服的傻勁和超乎想像的結果感到驚艷。我一爆笑，抑鬱的心情瞬間一掃而空，所以情緒低落的時候常常看他們的影片。

可能有人會以為頻道名稱為「壽司拉麵」，內容大多會和美食有關，但其實幾乎沒有美食出現喔（笑）。

讓人在最接近現實的世界中，逃避現實

動畫或漫畫的特性是太不真實，而且會讓人沉迷，然而YouTube**不僅比較接近現實，內容也短**，三十分鐘已經算長的影片了，大部分是十分鐘或十五分鐘，對陷於憂鬱狀態的我可說是恰到好處的長度。

這些影片雖非現實，卻也不致於太過非現實，讓人可輕快地遊走於不同世界。

在虛幻世界不會感到痛苦反而很快樂，不過要將自己拉回現實，可就超級痛苦。反覆療癒後又受傷害，結果重返原點。不，被拉回現實的衝擊應該更大，下場恐怕會更淒慘。總之，我個人感覺YouTube的影片有益於精神平衡，至今仍幾乎天天看。

7 樂在嗜好

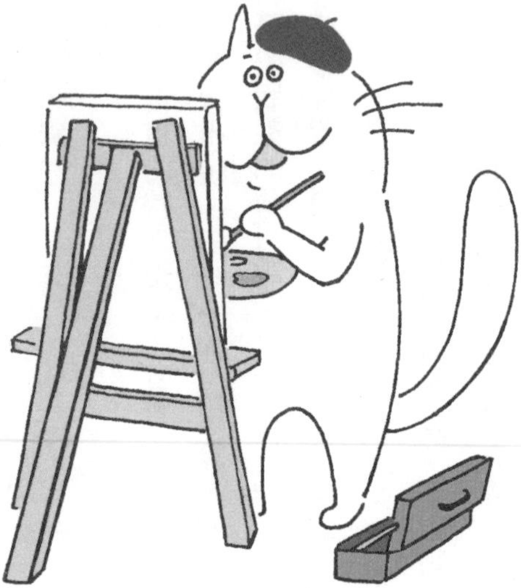

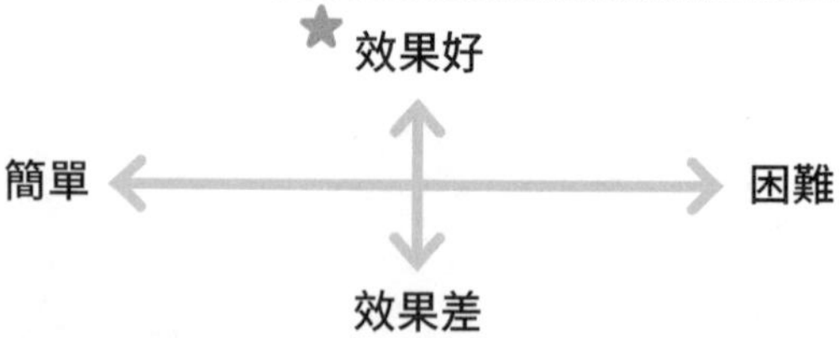

效果	★★★★★
簡易度	★★☆☆☆
推薦度	★★★★★

優點

容易轉為正向思考

缺點

某些嗜好必須得花錢

憂鬱情況嚴重時，連嗜好都會覺得無聊透頂

在說嗜好之前，我想先稍微提醒一下。憂鬱情況嚴重時，別說嗜好，就連最簡單日常起居的用餐或洗澡都沒有力氣。無論做什麼都懶洋洋的，如同耗盡汽油的車，若引擎不轉，猛踩油門也無法前進。所以說，**千萬不要自責「無法樂在嗜好就沒救了」**，這個心態也適用於嗜好以外的事情喔。憂鬱情況嚴重時只能吃藥並好好休息。

我不是一直都能享受興趣和嗜好，也有提不起勁，以及莫名感到厭惡的時候。**像是下雨天或氣溫驟低時，身體狀況很可能變差，因此曾有一直昏睡的經驗。**意興闌珊時，勉強自己去做卻無法樂在其中是最糟糕的，必定因為那時想要的是「休息」，不如就乖乖順從身體的需求吧。

還有極大的可能是有人會認為「我的嗜好就是睡覺」，的確睡覺很舒服喔，鑽進鬆軟的棉被裡靜靜躺著真的很幸福（笑）。

既便有憂鬱症，仍可以樂在嗜好中

最近出現所謂「新型憂鬱症」而蔚為話題，其特徵是在職場上狀況超差，完全沒有幹勁，但回家就比較有精神，熱衷於自己的嗜好等。(10)

「新型憂鬱症」是傳播媒體用語，屬於「非典型憂鬱症」，意指有別於以往認定的憂鬱症，這類型的患者以年輕人居多。雖未獲得精神科醫師的正式診斷，但我認為自己應該很接近這種類型。其中還有「就算憂鬱，仍可以做自己喜歡的事」，也有最典型的「即便原本喜歡的事也完全沒興趣」的類型等。

有些人會說「如果處於憂鬱狀態的話，應該對每件事都興趣缺缺才對，還可以玩的人就是在裝病！」聽到這種話時大可不必理會。畢竟我們也不知道自己當下究竟是不是處於憂鬱狀態啊，**說不定已經進入恢復期或緩解期，因而重獲幹勁和享樂的能量**。

寫部落格讓我獲得自信，更能幫助他人

我幾乎天天看書（關於看書的好處將在第二章詳述）。不過，我不光只看書，也喜歡寫，單純看書的時候，會出現「自我A」和「自我B」大肆說出自身的想法，於是需要一位扮演統整的角色。暫時做個記錄，並在外面的世界設置第三個人，部落格正好扮演這個角色。部落格是向全世界開放，等同於公開「自我A」與「自我B」的談話記錄，既然是給別人看的東西，就希望以讓人好懂的形式發表，所以我為這部分又傷了不少腦筋。如果是一般人，可能將之視為是件麻煩的工作，但我則是樂此不疲。

一開始沒有人讀我的部落格，可是持續PO文一段時間後，逐漸有一些人瀏覽，即使只是將自己的想法繼續寫下去，回覆我說「喜歡」的人也逐步增加中。一旦罹患憂鬱症，會覺得「這個社會不需要我」，而讀者的支持終於讓我覺得「自己在社會上還算是有用吧？」

此外，在某些方面也因為接觸某些人的觀念或想法，而改變了生活方式，所以如果自己可以促使某個人往正向轉變，我想這是無上的喜悅。

我只要一想到自己原本單純的嗜好，可能有助於某人放鬆心情，就更加欲罷不能持續進行下去了。

8 — 深呼吸

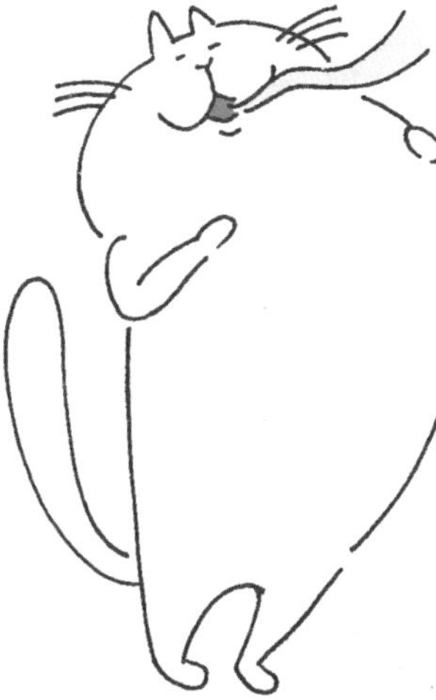

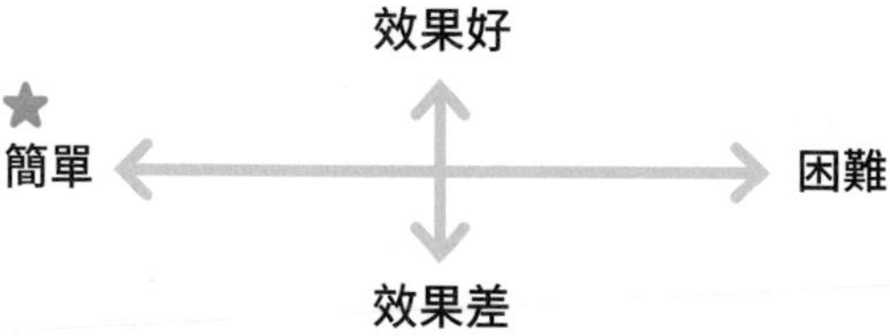

效果	★★★☆☆
簡易度	★★★★★
推薦度	★★★☆☆

優點	缺點
隨時隨地馬上可以執行	容易忘記做

有負面想法的人呼吸比較淺？

人在感覺緊張或害怕的時候，呼吸會變淺。請試著回想必須在大庭廣眾下進行演說或發表的場景，自己可以清楚感受到心臟怦怦跳且呼吸加速，不是嗎？

扁桃體是恐懼或不安等負面情緒的中樞，當感覺危險就會採取行動迴避以守護性命。下視丘是自律神經的中樞，當感覺不安或有壓力時，扁桃體等發出信號刺激下視丘，而導致呼吸急促與心跳加快。(11)

當不斷地思考負面內容時，經常會使呼吸變淺。

專家指出假設一個人的呼吸淺，身體會產生各種毛病。

文京學院大學副教授柿崎藤泰是呼吸治療的專家，以指導因病而呼吸困難的人如何正確深呼吸為業，他說：「就算沒生病，呼吸卻很淺的人真的變多了。」

這是否代表「呼吸的力量」減弱了？

「沒錯。呼吸一旦變淺，就會造成各式各樣的身體不適。相反地，也有很多只靠深呼吸就消除身體不適的案例。」(12)

呼吸是人類基本的動作，因此經常沒去特別留意吧。

以仰臥的方式，練習從鼻子吸氣的腹式呼吸

我高中時學過發聲練習，當時學校很罕見地請來發聲練習的老師，成立了社團。我入社的原因在於想改善我與生俱來喜歡唱歌，卻是音癡的可悲事實。結果，我相當沒天分，學了兩年才終於到達一般人的程度（笑）。現在回想起來，雖然老師很厲害，但社團是「快樂學習」為成立主旨，而不是訓練歌手，這也許是我沒有表現優秀的原因之一。

以上看得出我很努力想把錯歸咎於環境，可惜同學都進步很多，所以這終究只是藉口啊（笑）。

話題扯得有點遠了，總之當時我在發聲練習中學過「**腹式呼吸**」。當初練習的目的在於讓聲音從腹部發出，而現在這項能力卻發揮極大功效，對，不是用在唱歌，而是用於放鬆。

從鼻子大口吸氣，讓腹部膨脹，然後**從嘴巴以「呼」的口形將氣吐出，你會感到鬱悶的胸中舒坦了些**。我親身感受到，如果刻意去感覺自己將乾淨的空氣引入體內，並將鬱悶的負面空氣吐出體外，效果更好。

「總覺得無法順利腹式呼吸」的人，請先**以仰臥的姿勢開始練習**。當初我在學發聲練習時，也是從這個的姿勢開始的。以仰臥的姿勢，什麼都不要想，就只專注在呼吸，會發現腹部自然隆起。請牢牢記住這種動作的感覺。

等習慣之後，無論什麼姿勢都能得心應手了。

有人群恐懼症的人，可以在通勤搭車時嘗試看看

因為工作的關係，偶爾要搭電車，即使不是客滿的電車，要將自己融入人群之中，至今我仍無法習慣。我不能進入人群的情況，可以說彷彿水與油的關係。

- 有人坐著時兩腳開開。
- 有人看起來不乾淨。
- 有人頂著奇怪的髮型。
- 有人打扮得相當奇特。

以上各種情形不勝枚舉，在電車內張眼所見全沒好事，只能**盡力不去接收那些會造成壓力的影像**。據說「人類有九成的資訊是從視覺取得」，也就是說**我所感受到的壓力，可以透過閉上眼睛與之斷絕**。這種時候，聽聽喜歡的音樂，閉上

眼，用腹式呼吸療癒自己。時不時會見過這種人，明明醒著卻閉上眼並深呼吸，我想對方大概和我一樣吧。

順便一提，有調查報告指出**「上下班搭電車的壓力大過坐戰鬥機的飛行員」**。

> 最新發表的調查結果顯示，困在返家途中交通尖峰中的人，所感受到的壓力大得驚人。（中略）進行這項調查的心理學家大衛．路易斯（David Lewis）將一百二十五位通勤民眾的心跳及血壓，與訓練中的飛行員和警察進行比較，結果得知通勤民眾感受到的不安，由於無法控制狀況，所以更為嚴重。

> 「機動部隊的警察和戰鬥機飛行員對眼前發生狀況所引發的壓力可採取某些應對措施。另一方面，通勤族，尤其利用電車的上班族卻無計可施，這就是兩者的差異之處。」(13)

我雖然幾乎不在上下班時間搭乘，不過我很清楚利用電車或巴士通勤的人，需承受的壓力超乎想像。

9

控制甜食

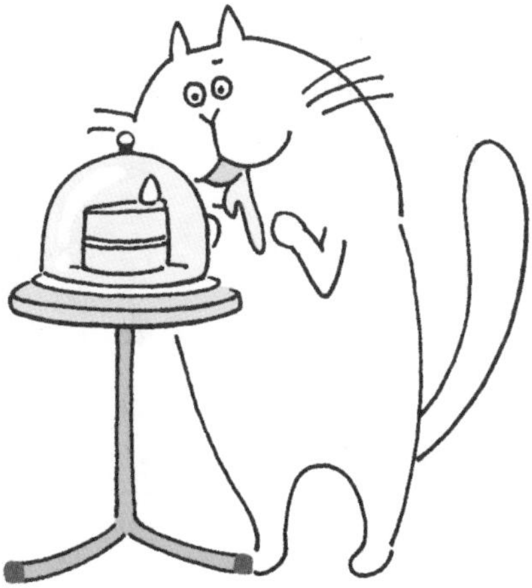

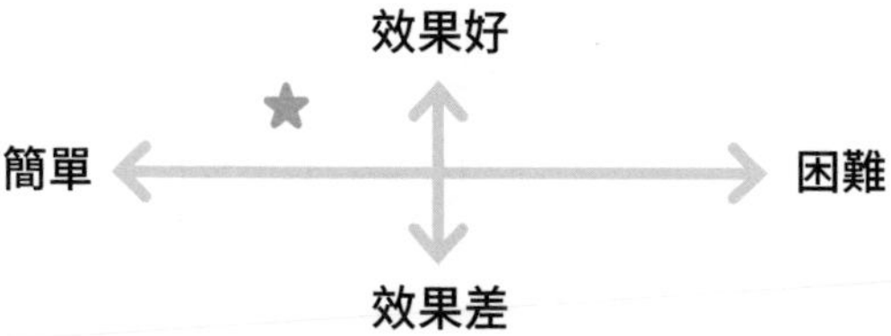

效　果	★★★☆☆
簡易度	★★★★☆
推薦度	★★★☆☆

優　點

可消除倦怠感和變瘦

缺　點

容易焦躁

罹患憂鬱症後，變得愛吃甜食

我以前比較愛吃鹹的，好像得了憂鬱症後才變得愛吃甜食。好比說，我以前屬於吃比薩會淋辣醬的那種人，後來居然變得愛吃有包餡的甜甜圈，或表面有生奶油的麵包等，甚至是可以和女友來個鬆餅約會程度的嗜甜族（笑）。

奇怪的是，我容易胸口灼熱的毛病完全沒變，似乎不是因體質改變才愛吃甜食。看來也許是我體內想要「甜食中的什麼東西」吧？

吃甜食與服抗憂鬱藥物具相同效果？

「前田診所」的網站上針對憂鬱症與甜食的關係提出以下見解：

一般認為糖分具有緩和抑鬱感的作用，當體內的胰島素分泌，腦內的血清素增加，也與服用抗憂鬱藥的效果相同之說。其中巧克力有助於合成血清素的色胺酸，而血清素就是腦內神經傳導物質，有可以讓人心情變好的效果。然而，吃甜食只能短時間讓心情變好，吃太多會導致體重增加。(14)

我就有切身之痛，因為我入口次數增加最多的就是「巧克力」，或許跟同住的母親一樣喜歡巧克力也有關係，家裡總有巧克力備貨。等回神時，桌上已經散亂地堆放了很多吃完的巧克力包裝袋。巧克力真的很恐怖，完美地融入我下意識的行為之中，真不愧是巧克力啊。

心情暫時能變得愉快，但變胖又會沮喪

吃巧克力就算可以暫時感到心情愉快，但會造成體重大幅增加。我在憂鬱

症急性期的時候體重掉到五十五公斤，當時身材很苗條，但現在竟然超過七十公斤！現實真的很殘酷，體重超過七十公斤之後我就不再量了。沒錯，我就是逃避現實（笑）。

體型簡直是增肥過度，聽來像是半開玩笑的口吻，其實對我而言，已成為嚴重的問題了。我穿不下得憂鬱症前的衣服，就算勉強穿下也都非常緊繃，凸顯出悲慘的體型。

我喜歡新奇的東西，所以也嘗試了可用APP量測全身尺寸的「ZOZOSUIT」，只要量一次，就可以鎖定符合自己尺寸的衣服進行搜尋，相當方便。我對造型的要求頂多只有俐落簡潔，要去店裡購買或試穿這些行動對我而言難度太高，所以有種得救的感覺。

只不過，應用程式是以3D模特兒展現全身，看見自己不忍卒睹的體型展現無遺，不禁汗顏「哇！這根本就是大叔體型嘛」。

身材走樣變形，更缺乏外出的動力

不只限於憂鬱症，只要長時間宅在家裡不出門對身體都不好，因此**到戶外曬太陽很重要**。定期看精神科的人必定聽過醫生說「請盡量曬太陽」的建議。宅在家因為沒事做，懶洋洋度日會讓身體變得更胖，而且無意識地手老是伸向巧克力（笑）。養成吃甜食的習慣又變更胖，就像剛才所說，因為身材變形，會極度不想出門，若因此間接造成缺乏外出的動力，問題就大條了。

當然，運動不足也會導致憂鬱症惡化，就算不是有直接的關連性，即使只是引起肩頸僵硬，任誰也都難免會感到憂鬱吧。尤其我們耐受壓力的能力變得極弱時，感受自然更深。

CHAPTER 2

困難卻效果好的抗憂鬱方法

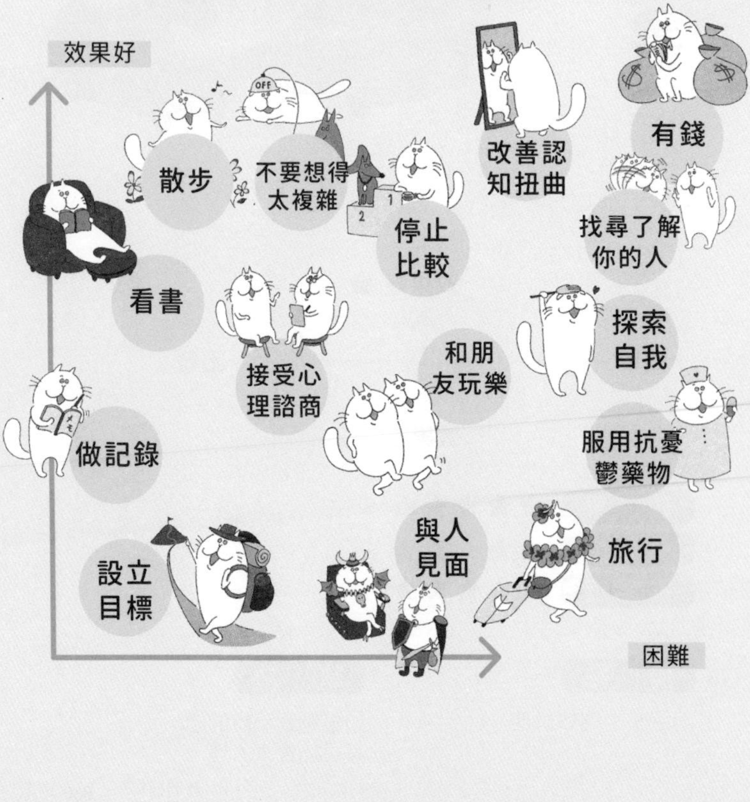

10

看書

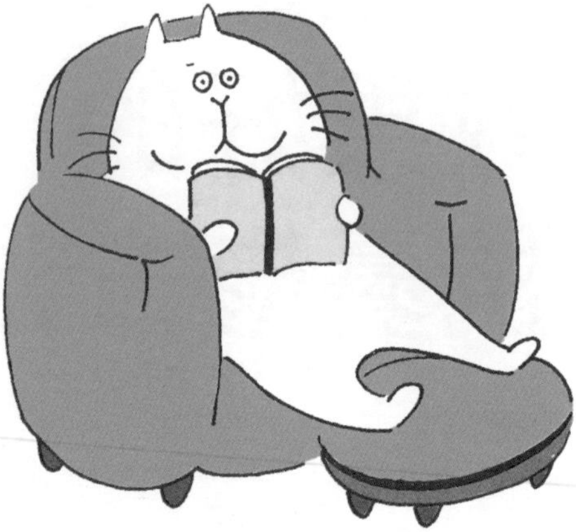

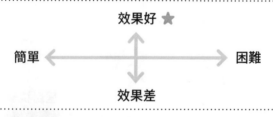

效果好 ★

簡單 ⟷ 困難

效果差

效　果	★★★★☆
簡易度	★★☆☆☆
推薦度	★★★★★

優　點

消除壓力的效果佳

缺　點

如果是看小說的話，
有可能會太入迷

看書是溝通的一環

我屬於雜讀派，不管什麼領域的書都看，無論是商業書或自傳等，只要花區區幾千或幾百日幣左右，就可以知道作者或書中主角的人生，我想沒有比這個CP值更高的事了。我傳遞資訊的原則中有一條是「要發布有助於人們活得自在的訊息」，所謂「活得自在」是由許多價值觀或想法，以及經驗所累積而成的。

若能外出與他人見面最好，可是得了憂鬱症後，體力和氣力都很有限，所以無法頻繁外出。我思考「有什麼辦法在家裡也能累積人生經驗？」，左思右想的結果，得到「看書」這個答案。芥川獎得獎作家田中慎彌曾說過這樣的話：

> 閱讀為你帶來可能性，將你的思想耕耘得更豐富。它會動搖你一直以來習以為常，近乎僵化的思考與價值觀，將開拓前途的決定權交到你手上，讓你能持續思考，這樣應該可以稱為「希望」吧。(15)

「有煩惱＝看可能會告訴我解決辦法的書」感覺好像很對，不過，書也有其他有趣之處。**有時看完全不同領域的書時，腦中可能浮現令人驚豔的發想。**比如說，我看《我在地球的日子》（*The Humans*）這本小說時，就遇過那樣的瞬間。

故事是從數學教授馬丁被外星人偽裝頂替而展開。外星人的目的在於暗殺證明黎曼假說的人和知道這件事的所有人。書中描寫外星人成功冒充教授，發現人類的溫柔後，逐漸喜歡上人類的故事。

其中有一段描寫還沒習慣地球的外星人試圖理解什麼是「瘋狂」。

> 在地球上，「瘋狂」的定義似乎是非常模糊不清且不一致的。在某個時代被認為正常的事，但在另一個時代卻會被視為瘋狂。遠古時期的人類全身赤裸四處行走也不會惹出任何問題。而現在，只有生活在潮濕的雨林區的某些人類，依舊是裸體過活。所以我們可以做出一個結論：瘋狂有時是時代的問題，有時也只是郵遞區號的不同罷了。(16)

若探詢大部分人壓力的根源，會發現幾乎都是受「必須～」所束縛。

- 必須當好人。
- 必須不給人添麻煩。
- 必須不斷成長。
- 必須賺錢。

這些都是《我在地球的日子》中所提到時代的問題、郵遞區號的問題吧，「好人」、「不添麻煩」、「成長」、「賺錢」的定義也屬於時代和郵遞區號的問題。從這個觀點來看，就知道我們都活在自我束縛下，當然如果突然間全部都不再壓抑解放開來，恐怕會被視為「真的發瘋」。不過，拋開沒必要的束縛倒是非常可行。

我喜歡想東想西沉浸於深度思辨之中，所以其實很想和誰討論得更深入些，可是周遭的人似乎都覺得「不會想到那麼深」、「太麻煩」，因此可以和我討論到更深入的，就只有書本和醫院的心理諮商師，今後我也會繼續和書本溝通下去。

看書可以有效紓壓

已經有研究證實**閱讀可以消除壓力**。

英國薩塞克斯（Sussex）大學從心跳次數等數據，分別檢視閱讀、聽音樂、喝咖啡、打電視遊戲、散步等消除壓力的效果：閱讀有六八%、聽音樂有六一%、喝咖啡有五四%、散步有四二%、打電視遊戲有二一%。而且，若在安靜的地方閱讀，短短六分鐘就可獲得超過六〇%以上的減壓效果。(17)

不論好壞，只要在看書的那段時間，就可以埋首在書中世界。和人討論時，包括我自己在內，大多數的人都會變得比較情緒化，所以大家不喜歡討論，不然對於「討論」這件事我倒很喜歡。**和書的作者討論是最幸福的時候**。畢竟他們是知識巨人，透過書本，我們可以和已成為歷史的人物，超越時空進行對話。

像我這種二十歲後半的後生小輩與那些大作家們，若比經驗或知識量自然不可能取勝。在邊看書邊預測故事情節的發展時，常有意料之外的結局或獲得新知而感到喜悅，這些收穫是不管做任何事都難以取代的。

你是否覺得喜歡看書雖然很好，但自己卻是看到印刷字就頭大的人呢？其實我以前也是，能好好看完一本書是在我大學畢業後就職不順，重新進入專門學校之後的事。入學時我已二十二歲，同學們大半都才十八歲，正在擔心「會不會無法融入同學間？」「大家會怎麼看我？」而感到不安時，在書店遇上了命中註定的那本書。

在拉爾夫・沃爾多・愛默生（Ralph Waldo Emerson）所寫的《依靠自我》（*Self-Reliance*）裡，開頭有這麼一句具震撼性的名言：

> 相信你自己的思想，相信對你而言的真理，對所有的人也是真理——那就是天才。(18)

你是否覺得這句話非常自我中心？（笑）當時的我也這麼認為。可是，繼續往下讀才逐漸感覺「自我中心」好像只不過是乍看之下的表象。這本書打破我以前「看書沒有意義，經驗才重要」的成見，讓我發現書本的世界似乎比我想的更厲害，其中說不定有些能解決煩惱的線索，於是愈讀愈沉迷。

對閱讀沒興趣的人，若遇見會深深影響自己人生的書，價值觀也會隨之改變，之後也會想要「再次體驗當時的感動」而四處找尋讓自己不忍釋卷，那真是無上的快樂。

是否該看與自己疾病相關的書？

一旦成為憂鬱症患者，針對自己的病多少會想先多了解。我寫部落格時，基於不想寫錯醫學知識的心態，所以讀很多書。不過我認為，**身為患者或許只要知道最低限度必須了解的事情就好**。大約看個一至三本專家寫的書，而且有插圖可以輕鬆掌握整體概念就夠了。

目前對憂鬱症還有很多尚待了解的地方，專家之間也不乏相互對立的說法，若為追根究柢而鑽牛角尖，反而可能導致病情更嚴重，所以我覺得可以不知道的事就不用深入探究。

比方說，精神科醫生中有一派認為該吃抗憂鬱藥物，也有另一派主張不吃藥比較好。無論哪邊的意見聽起來都很有道理，所以有時候會無所適從。希望讀者不要弄錯這一點：你該聽從「你的主治醫生」，而不是書中沒見過也不認識的某位精神科醫生的建議。

囫圇吞棗地盲目相信資訊非常不妥，這項原則也適用於網路世界，任何資訊都該僅止於參考程度。

對小說太著迷，會失去「活著」的真實感

小說家是寫文章的專業人士，引人入勝的功夫了得。無論對於小說內容好壞都容易入迷的我們來說，需要十分小心。

我在動畫、漫畫、電玩的章節中也會提到，如果**被吸引進入獨特世界觀太深時，將非常難以回歸現實**。為避免出現之前提過金原瞳說的「受吸引步入陰鬱低潮進而被吞噬，結果找不回活著的真實感」，所以請務必當心。

「與其活在現實世界中，乾脆不要醒來，或乾脆就活在動畫世界裡」。我雖然不是動漫宅，但也曾經這麼想過，這就是因為受負面的內容吸引而失去活著的真實感吧。

只要避免看灰暗的故事，活著的真實感自然會慢慢回流，不過，這可是辛苦而艱難的任務，所以建議從一開始就不要看會比較好。

11

做記錄

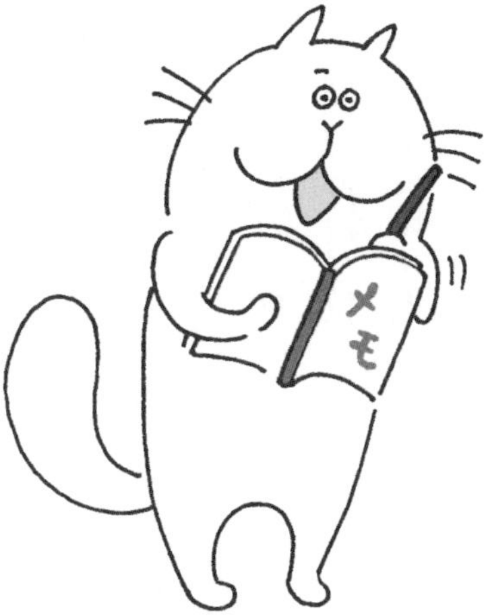

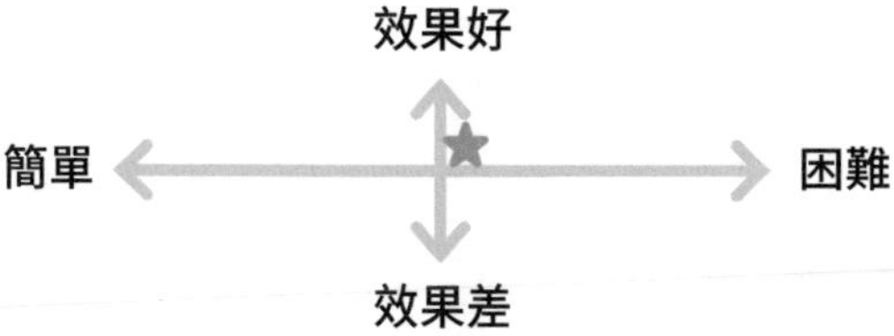

效果	★★★☆☆
簡易度	★★★☆☆
推薦度	★★★☆☆

優點	缺點
容易從客觀的角度看自己	麻煩

多數精神科醫生建議要寫日記

我至今找過三位精神科醫生看診，他們全都對我說過一樣的話：「要寫日記比較好喔」。當時我無所事事只是賴在家裡，覺得根本沒什麼好寫的，但現在我已可以明白箇中道理。

罹患憂鬱症後非常容易會陷入負面情緒，愈來愈封閉，逐漸看不見自己。先想到的全是「好痛苦、好痛苦」這類主觀心情，感覺一直被牽引往更灰暗陰鬱的深處。總之身處在情緒化的世界，再也無法客觀看待自己。

我想各位也聽過「有煩惱就寫下來」這句話，那單純是為了**可以客觀地觀察自己**。只在腦中與自己拉開距離，冷靜地檢視感覺和情緒是難度極高的技術，加上因為憂鬱症而受困黑暗之中，更是難上加難。可是，只要寫在紙上或記在智慧型手機裡，多少可以感覺能站在第三者的角度來看自己。

而且，因為事後自己可以重新回顧，所以我建議可以改成「向別人說明」的方式來寫，因為「未來的自己」就某種意義來說就是別人。舉例來說，我想不管是誰都曾有難過的經驗，當時的情緒或具體情節應該還想得起來吧。那麼，你是否記得那天發生的小趣事或新聞呢？

不可能吧。我們通常只將自己最有印象的事輸入記憶，負面的事比正面的事更令人印象深刻，所以會完整儲存在大腦中。

光寫日記就可以轉為正向思考

剛開始寫日記時，寫的應該盡是些負面的內容吧，不過不用在意。寫日記的**意義在於記錄心情與想法**，要是在意「內容」，恐怕什麼都寫不出來了，當然字數多寡也完全不用理會，重點是**有做到「寫日記」**這件事。

如果硬要有所規定的話，我會**要求也要寫正面的事，而且只要寫一個就可以**，不必想得太難。比如說：

・今天有吃肉耶！肉真好吃！
・在YouTube看的影片超無厘頭，讓我笑了出來！
・今天好像睡得比往常更好！

其實，日常生活中我們能擁有小確幸的機會意外地多，可惜在得了憂鬱症後會滿腦子負面能量，所以多半不會察覺到。這項要求可以訓練自己發掘小確幸，只要一個就好，請務必試著找出來。

當然能找到幾個就寫幾個，不過，不要一開始就想要寫很多。可以條列式舉出三、四項，也可以概括性地只寫今天整體的感覺都沒問題。嫌寫在紙上麻煩的人，也可以用智慧型手機的記事本，或事先下載的日記程式。

我有一陣子用推特取代日記，可是老實說我並不推薦（笑）。因為是社群網站，所以我們會在意他人的反應，或可能遭受意想不到的攻擊。看到「我也很辛苦，請加油」之類的回話，會嗜睡超過一星期喔（我已親身體驗過）。

推特有隱私功能設定，只有經過許可的人才能看見，使用這項功能也是一個辦法，不過畢竟是社群網站，總想和別人交流吧，如果目的只是單向吐露自己的心情，我認為大可不必用社群網站。

可悲的是，社會上有相當多的人真的以為「憂鬱症是討拍」，雖然不要理會或別在意他們的想法就好，可是傷心的時候哪有辦法，難免會在意。我長期以來運用社群網站有很深的感慨，那就是在社群網站上發送的訊息，是需要具有客觀性的啊。

日常的筆記也能成為治療時的重要參考

去精神科看診後，總有後悔的事。

「啊！忘了說這個和那個了……」雖然不是好現象，不過精神科在日本真的很熱門，永遠處於爆滿狀態，就算預約，延遲診療時間也是常有的事。看診前一天明明已經想好要說的話，卻因為長時間候診以及舟車勞頓等，原本記在腦中的話全都忘得一乾二淨。好不容易輪到我看診，結果只想著「怎麼不快點結束……」，然後出了診間，馬上就後悔不已。

當然與對精神科醫生的信賴程度也有關係，如果能將上次看診後寫下的日記給醫生看，會是一種很有效的解決方式。分量多的話，醫生要一次看完會有難度，因此也可以只寫出重點部分讓醫生知道。

有些面對面較難啟齒的話，用文字會比較容易傳達，好比說如果醫生是異性，關於性的事情就比較難諮商，藉助文字將會有所幫助。因為要給精神科醫生看，就會下功夫盡量寫得清楚易懂，這也會是回歸社會很好的鍛鍊。

12

服用抗憂鬱藥物

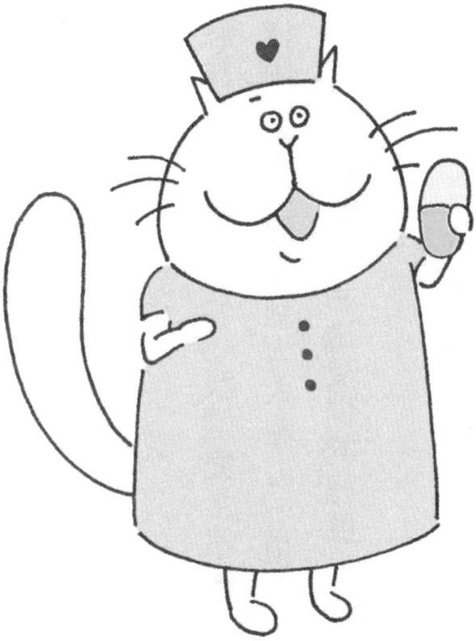

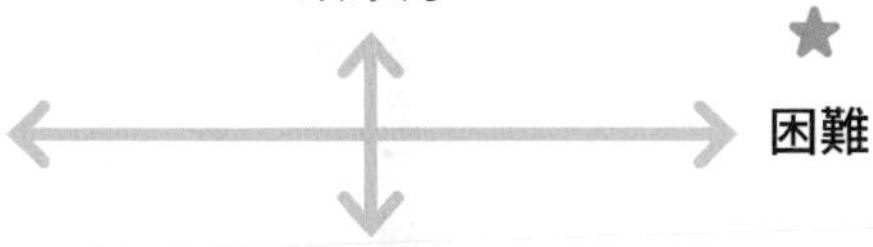

效　果	★★★★☆
簡易度	★☆☆☆☆
推薦度	★★★★★

優　點

能奠定復原的基礎

缺　點

要找到適合自己的藥物，常耗費時間

治療的第一步
先從服藥開始

各方對於服用抗憂鬱藥物這件事的看法眾說紛紜，就我的經驗來說，我覺得還好自己有吃藥，狀況才能迅速穩定下來。然而，藥物當然也有副作用，我現在吃的藥名為「立普能」（LEXAPRO），會出現嚴重失眠及性欲減退等副作用。關於失眠，在我**努力調整生活作息，並喝花草茶協助平衡自律神經後**，已經獲得大幅改善。

至於性欲減退的部分，我還完全沒轍，不過，對生活也沒什麼妨礙，所以雖說是副作用，倒沒感受到太大壓力。頂多就是「二十八歲的男性竟然沒有性欲」這種無關緊要的自尊心稍微受傷的程度（笑）。

為找到適合自己的抗憂鬱藥物
而吃足苦頭

你可能會說只是吃個抗憂鬱藥有什麼難的，其實要找到適合自己的藥非常花時間。

至今為止，我經歷過以下的換藥過程：

〇一開始的藥

・樂命達（LAMICTAL）25mg，1次2顆，飯後服用。

・美樂適（MEILAX）1mg，1次半顆，飯後服用。

・脫蒙治（DOGMATYL）50mg，1次1顆，飯後服用。

〇第二次的藥

・LIMAS 200mg，早1顆、晚2顆，飯後服用。

・彌可保（METHYCOBAL）500mg，早晚各1顆，飯後服用。

・柔速瑞（ROZEREM）8mg，1顆，睡前服用。

〇現在的藥

・立普能（LEXAPRO）10mg，1顆，晚餐後服用。

治療憂鬱症這一路走來，我感覺非常漫長，充滿了痛苦。可是，在網路上蒐集過來人的心聲，才發現我的換藥次數還算少的。我曾在推特上進行「我的換藥次數算多嗎？」的問卷調查，收到四百二十九個人的回答，結果如下：

・多……十一％
・普通……四六％
・少……四三％

我都已經換兩次藥了，竟然只有十一％的人覺得多。真的就是這樣。

精神科醫師，同時也是腦科學研究者加藤忠史就說過以下的話：

> 抗憂鬱藥物有很多種，就算憂鬱症病人吃了抗憂鬱藥會好轉，但在找到適合自己的抗憂鬱藥之前，必須先經過「試吃看看有沒有效」的階段。也就是說運氣好的話，一開始就會碰到自己適合的藥，至於沒那麼幸運的人，在吃藥後症狀仍沒改善的期間都只得忍耐，直到找到自己適合的藥為止。(19)

當然適應藥物要花費不少時間，不過最慘的是精神上的疲累，因此認為「看病也治不好」而乾脆不去就醫的人，恐怕也不在少數。

然而，**吃藥是治療憂鬱症的第一關**。請不要放棄，拿出堅韌的耐力，和精神科醫生溝通並繼續勇敢前進吧。

「只靠」抗憂鬱藥物並不能治癒

康乃狄克大學臨床研究員艾文·基爾希（Irving Kirsch）最近發布的調查結果

> 令人震驚，基爾希公開申請FDA（美國食品暨藥物管理局）保管的抗憂鬱藥物臨床實驗資料，並進行分析。
>
> 長達十三年的臨床實驗資料顯示，在五六%的研究中，具代表性的六種抗憂鬱藥物在服用後的改善率等同於服用安慰劑（偽藥）的改善率。（中略）
>
> 基爾希分析資料後，得出結論是抗憂鬱藥物的改善效果中有八〇%源於安慰劑的心理作用。憂鬱的症狀若以滿分為五十分進行評估，由抗憂鬱藥物達成的改善效果大約十分，而出於藥理作用的效果只占兩分。[20]

各位千萬別誤解，我並不是在否定抗憂鬱藥物的功效，我反而是站在肯定吃藥的立場。只是，我也希望大家能停止迷信，以為只要吃藥就絕對沒問題。想著「只要吃藥絕對會變好！」「其他什麼事也不用做！」而**太過仰賴藥物的人，大多無法順利治癒。**

「好轉都是藥的功勞，惡化都怪藥不好，自己不用承擔任何責任。」我可以明白大家想這樣推卸責任的心情，可是生活習慣不能用藥治療，如果自己完全不努力，自然沒有成功的道理。

我堅決反對全然否定抗憂鬱藥或完全依賴抗憂鬱藥都是不好想法。**藥物終究只能視為輔助角色，要清楚認知治癒需要靠自己主動。**感冒時吃的感冒藥不也同樣屬於輔助的角色嗎？如果光靠吃藥就能治好感冒，那吃了藥沒有馬上痊癒不是很奇怪嗎？

無論如何絕對不能擅自停藥

我一直認為世界上沒有「絕對」的事。不過，只有停藥例外！請絕對不要擅自停藥！

如果在與精神科醫生討論後，從減藥開始慢慢停藥當然可以。**我說的是不要嘗試由外行人判斷，也未跟精神科醫師商量，就擅自停止服藥的情況。**就像感冒藥一樣，自己覺得「症狀已經恢復了差不多」而停藥，將會遇上大麻煩。

很慚愧地，我曾經以為「狀況好了」而擅自停藥，剛開始一個月左右狀況還不錯，可是之後就如突如其來的**暴雨般急轉直下**。那時我體驗到憂鬱症急性期強烈的沮喪，把自己之前累積的治療效果全都浪費了。雖然事情已經過去了，但我至今仍相當後悔，怎麼會做出那種毫無益處的舉動。如果能見到過去的自己，就算強押自己也會把藥吃下去（笑）。

聽說精神科開的藥不只用於抑制症狀，也有**為了防止復發的作用**。精神科醫生原富英就說過以下這番話：

首先「能隨時停的藥」具代表性的例子是抗生素，當病因（細菌等）消失時可停用抗生素（由醫師中止投藥）。另外，維他命或荷爾蒙等，用於補充暫時性的不足，服用期間以數日至數週為基準。

其次「短期內不要停的藥」，就像是精神科和生活習慣病的藥。這些慢性病會存在數年至數十年，為了預防惡化或復發，建議維持最低限度的用藥，這是所有專家幾乎一致的共識。

憂鬱症這類疾病需以「月」或「年」為單位的時間才能復原，而且具有容易復發的特性，我建議逐漸減藥的分量，是可於幾年內減到只服用當初的三分之一至四分之一程度。(21)

如果你現在正打算馬上停藥的話，請先別著急。我知道的確有人在停藥後順利復原，不過最好是把他們視為特例。

人體有種名為「體內恆定」的功能，會試圖保持身體的穩定狀態。已經完全習慣「吃藥並將藥中成分吸收入體內狀態」的人，如果突然停藥的話，必定將引起體內錯亂，因為平常該有的東西竟然不見了。

由於突然停藥所引發的身體不適，可能類似剛到一個新環境而水土不服，全身都會出現毛病的現象吧。我直到將本書交稿的現在，也還持續在服用抗憂鬱藥物。目前考慮和精神科醫生商量後，朝停藥的目標逐步減藥。

13

接受心理諮商

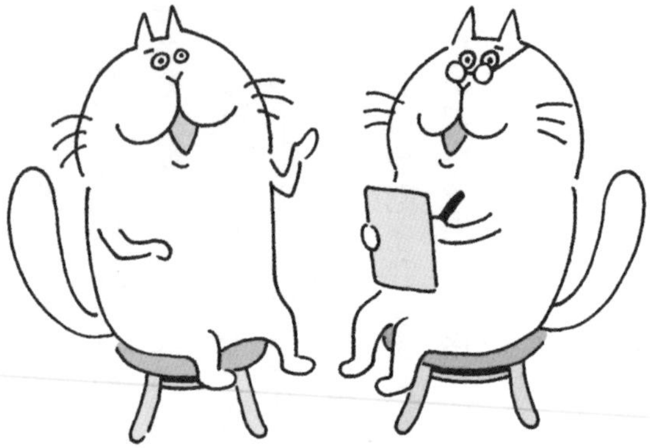

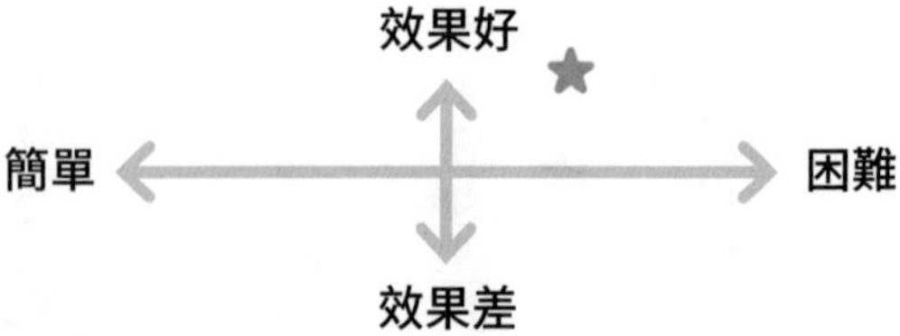

效果	★★★★☆
簡易度	★★★☆☆
推薦度	★★★★★

優點	缺點
可以有商量的對象	鐘點費昂貴

恢復期做諮商很有效

雖然還無法回歸社會，但如果在日常生活中已經毫無障礙，想做的事也變多，我認為這樣的狀態就是「恢復期」。可是，就某個層面來說，這也是最辛苦的時期。**總感覺不到治療效果，處於停滯狀態**。就像減肥一樣，最初的兩、三公斤瘦得很快，之後卻持續一段時期體重完全降不下來，正是類似這種感覺。

這只是我的感覺啦，總覺得恢復期服用的抗憂鬱藥幾乎都沒有效。說「沒有」或許有待商榷，應該說感覺不到有多大效果。我在這個時期吃藥的目的是為了預防復發。這時感到比較有效的是心理諮商，剛開始定期諮商是下定決心要「接受治療」，不過現在我則是以「去見好友」的心情而甘願來回奔波。

我習慣把事情想得很深入，和別人討論時，對方常回答「我沒想那麼多耶」，於是話題就結束，對我來說這造成很大的壓力。網路世界裡雖然很多人和我一樣想得比較多，可是卻很少人可以控制情緒，譬如說會攻擊對方的人格或斷章取義地去散播等等。因為太多人誤以為攻擊就是討論，曾幾何時就算有人找我討論，我也一概不予理會。

簡單來說，我的世界裡沒有人可以和我進行有建設性的深入討論。

這時，我找到了現在這位諮商心理師，因為是付費的（這是當然的啦），她不但毫不厭煩地聽我說話，理解我「想討論」的需求，而且不光點頭而已，當想法不同的時候，也會清楚告訴我。如此一來，**不僅讓我重新檢視自己的生活方式及想法，還能提供我卓越的建議**。對於現在的我來說，諮商師算是相當重要的存在，對方是位年紀稍長的女性，在我看來她就像姊姊一般，聽我說話的同時也把我引導往好的方向。

透過諮商，可以發現全新的自己

諮商師**和精神科醫師的不同之處在於「對話的專業度」**，精神科醫師屬於醫學方面的專業，感覺對人心理的掌握比較沒那麼精確，再加上精神科永遠爆滿，所以除非特殊狀況或症狀惡化，否則看診在數分鐘內就結束。當然醫院方面或許也有苦衷，只不過就病人來說，感覺沒人聽我們說話，又會累積更多壓力。

然而，對諮商師來說，對話本身就是治療行為，所以**幾乎所有諮商師都聽我們說話接近一個小時**，因為價目表也大多以「〇分×元」來計算費用。

說到諮商，至今似乎還有人以為這會與洗腦或靈魂之類的特異功能有關，其實我想只要把對方當成**真的很了解自己的好友就好**。

我認為即使不是罹患精神疾病的人也可以接受諮商，**因為你會從對話中找到新的自己，讓生活變得輕鬆**。雖然說現在就算後悔也於事無補，可是我仍不免會想，如果我在罹患憂鬱症之前就接受諮商的話，說不定就不會得罹患憂鬱症了。

我希望諮商可以深入談些日常生活的事，無論是站在預防的角度，或是希望能讓自己覺得更輕鬆些，就當作「**花錢紓壓**」的感覺吧。

挑選諮商師的方法

要如何挑選心理諮商師？答案非常簡單明瞭，就是**看這個人跟自己合不合，就只有這點而已**。這部分和找精神科醫生一樣。我愈來愈覺得對方和自己是否合得來很重要。

由於醫師與諮商師都是「專業人員」，所以就治療面來說，應該大同小異吧（希望是這樣）。若說有差別的話，重點就只在於這個人本身如何。人比自己以為的更加感情用事，所以結果就會看重對方是不是你喜歡的類型。

當感覺壓力很大時，症狀容易惡化，所以用「對方是否為自己喜歡的類型」做為選擇的標準，非常重要。畢竟好不容易鼓起勇氣去接受治療，卻感覺有壓力的話，不只治療無效，更會造成反效果。

費用太高是諮商的唯一缺點

一般諮商的行情在一小時五千至一萬日圓。每個月去個一兩次的話還不至於太傷荷包，只是從沒接觸過諮商的人看來，可能會有「光聽你說話就要花那麼多錢」的感覺。諮商基本上現階段不適用於健保，所以才感覺昂貴，其實**只要實際體驗過一次諮商的好，就不會覺得所費不貲了**。

然而，即使有心想稍微體驗看看諮商究竟是什麼，卻也難以輕鬆體驗。有些地方宣傳「首次免費」或「首次半價」，不過卻給人有種「今後是不是也該繼續定期去」的壓力，而難以下定決心跨出那一步。如果我是「普通病人」恐怕也無法毫不猶豫就去諮商，但由於我是以採訪為目的的部落客，才能不用考慮太多就去。老實說，我一開始對諮商採取否定的態度，因為當初以為煩惱不是找人商量就能解決的（笑）。

我覺得諮商師應該要更常推廣理念和想法，因為有很多專家認為理所當然的常識，一般人卻不知道。

14

散步

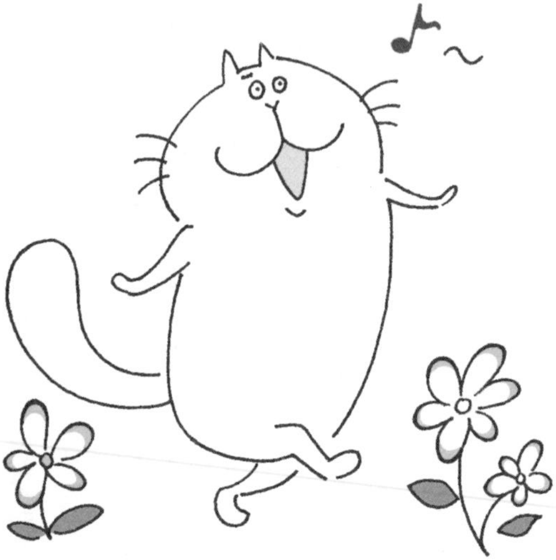

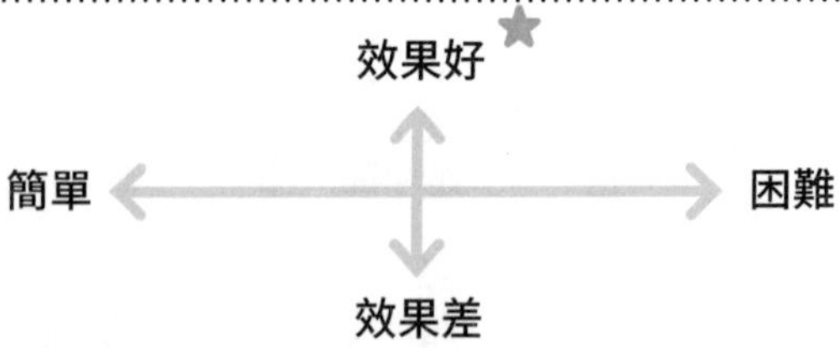

效　果　★★★★★
簡易度　★★★☆☆
推薦度　★★★★★

優　點

每個人都適用的健康法，
副作用也少！

缺　點

很難養成習慣

散步是最簡單的運動，對減輕憂鬱也很有效

提到對減緩憂鬱症症狀有效的活動，通常都會說是運動，其中最簡單的莫過於散步。這點不用我特別提醒，大部分的人應該都已經聽到膩了吧。老實說，我曾經猶豫要不要再「特別」寫散步很有效這件事（笑）。不過，**散步真的是既簡單又有效**，對吧。

但是我將散步列在療鬱象限圖中的「困難區」而非「簡單區」，有以下兩點原因：

1 從「無法外出」到「可以外出散步」的狀態，過程是相當艱難。

2 不容易持續下去。

首先，如果還沒有足夠的勇氣進行1的散步，無須一開始就直接去散步，

先從**「離開床鋪」或「走出房間」**的階段開始嘗試吧。比方說「成功走出房間一步，就可以看喜歡的YouTube影片一小時」之類，給自己的獎賞以激發動力。

「蛤？光踏出區區一小步就獎勵自己，這樣好嗎？」想必有人會有這種想法。當然，不會有人誇獎我們的，畢竟只不過是從房間走出一步而已。不過，一旦處於憂鬱狀態而習慣繭居在家的人，連跨出房間都會感到緊張，能體諒這些困難的不是別人，就是你自己。

第一步就先從養成誇讚自己的習慣開始吧。

除此之外，憂鬱症患者用於回歸社會的許多訓練，以一般人的觀點來看，恐怕全部的成果都只是些「小事」。然而就我們的觀點來看，一天八小時並連續工作五天的一般人根本全是超人嘛（笑）。

首先，用自己的價值觀判斷並不吝誇讚，**相信大家得到讚美後，必定會更加進步！**

把散步變成快樂的事，才能持續下去

接著來談談有什麼辦法可以克服2的「不容易持續下去」的問題。我通常會使用幾項道具讓散步變得有趣，那就是**智慧型手機和耳機**。沒錯，只需要這兩樣。以現代人來說，我想沒有這兩樣東西的人是少數。一邊聽喜歡的音樂一邊散步，或是下載收音機APP，邊聽收音機邊散步也很不錯。

提醒各位注意，有些種類的耳機是聽不見外面的聲音，會導致危險，請使用iPhone附屬耳機的那種「開放式」耳機。由於「封閉式」耳機會完全塞住耳道，適用於隔絕電車或公車內等噪音。如果邊走邊用封閉式耳機來聽音樂，必須留意無法聽見車子靠近以迅速做出反應的問題。

運動有改善憂鬱的效果

澳洲近期發表的最新研究表示，即使一週內一小時左右的少量運動，效果也十分可期。該研究是由澳洲研究員為主進行的國際性大規模調查「HUNT研究」當中的一環，研究對象是住在挪威的三萬三千零九十八位成年人。

橫跨一九八四至一九九七年約十一年間，研究團隊調查對象成年人的運動習慣，並追蹤憂鬱症或焦慮症的發病情形。結果，完全沒有運動習慣的人比每週運動一至兩小時的人發生憂鬱症的風險高出四四％，由此可知每週運動一小時，可以抑制十二％憂鬱症的發病。(22)

如果每週運動一小時就可以改善憂鬱症，那麼光配合自己的生活節奏到附近散步繞一繞，就足以達成了，不是嗎？

我聽到散步對健康有益，於是上網搜尋關鍵字「散步　健康」，最先引起我注意的是，對於現在已經很健康的人可以更增進健康的「天天一萬步」，這個絕對做不到吧……就算是現在的我仍然做不到。更何況一萬步必須要走一個小時以上，那根本不算輕度運動，應該歸類於劇烈運動吧（笑）。

可是，**如果說一週運動一小時的程度就夠，就算隔日只散步一次也可以達成**，這時自信便能自然湧現。還有，若說為什麼從運動當中選擇「散步」，除了**「單純是因為輕鬆」**之外，還有其他原因。

目前已經知道透過步行或慢跑、騎腳踏車等，以固定的節奏來活動身體肌肉的有氧運動，可以活化調整腦內資訊傳達平衡的神經物質之一的「血清素」。(23)

以上就是推薦做韻律性運動的原因，我想有體力的人也可以試試慢跑或腳踏車，不過必須持續下去才有意義，所以不如先從步行，也就是從散步開始做起應該不錯。我個人比較不喜歡「步行」這個說法，健康取向太強，感覺有點壓力，我喜歡稱「散步」，帶著有種**「閒散地走走就回」**而無拘無束的輕鬆感。

養狗的人，帶著狗狗一起散步吧！

小狗是飼主散步時的最佳夥伴，我們憂鬱症患者散步時最在意的是「周遭的眼光」，帶小狗出門多少可以擋下一些路人的疑問。現在這個時代就算不上班也沒什麼奇怪，和以前比起來，遭受的白眼已經算少了。不過，我住在鄉下，還是有些年長的人，看到我總帶著一副「為什麼平日這個時間，正值打拚年紀的人會在外頭閒晃呢？」的表情，完全表露無遺。

也不是不明白他們會這樣想，畢竟我算是體格好的類型，怎麼看都是個健康人。原本只認為不要去在意那種眼光，只要為了改善憂鬱而持續散步就好，可惜那不是可以輕易拋諸腦後的問題。

可是，有狗狗的話就另當別論了！因為**小狗擁有絕對可愛的特性，可以集人類的視線於一身**。「為什麼這個時間年輕人會走在……**好可愛的狗狗！**」像這樣把人們的注意力全都轉移到小狗身上。我是說真的，大家真的會轉移目光（笑）。

像我之前寫過很多次，大部分的人得憂鬱症的原因都來自人際關係產生的壓力，卻也因為人際關係而治癒。然而，開始的第一步最難，不知道該在什麼情況下與人說話。可是，**只要和小狗一起，輕輕鬆鬆就可以跨出開始的那一步**。

「好可愛喔～牠幾歲了啊？」

「好可愛喔～牠是什麼狗？」

通常溝通內容大同小異，所以也不會緊張。雖說是簡單的溝通，但仍屬難得**與他人接觸的機會，可以成為回歸社會很好的訓練**。

狗狗的力量真是厲害啊～。

15

旅行

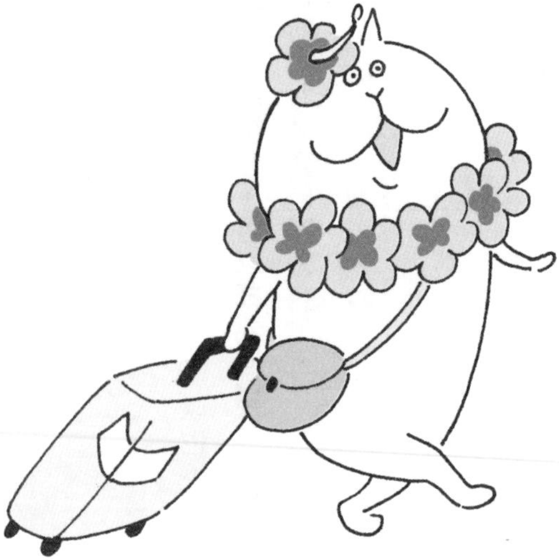

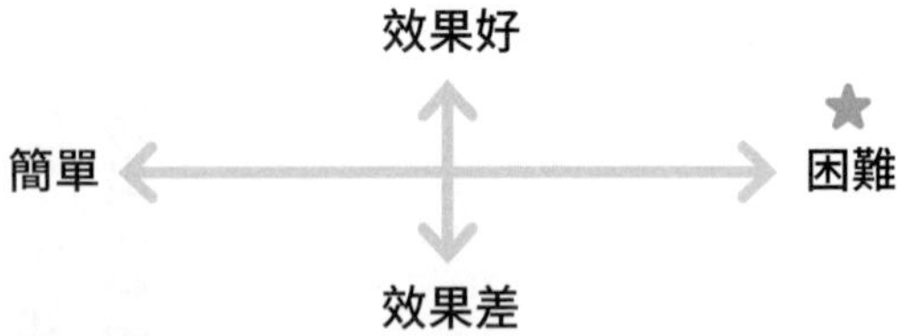

效　果	★★★☆☆
簡易度	★☆☆☆☆
推薦度	★★★☆☆

優　點

可以置身不同的環境

缺　點

難度太高和太花錢

讓我恐懼又難忘的旅行經驗

在憂鬱症稍微獲得改善的時期，我和女朋友一起去熊本旅行。時值炎炎夏日，兩人前往阿蘇卡德利動物樂園（Cuddly Dominion），在入口的台階上我就出現疑似中暑的症狀。

現在回想起來，與其說中暑，應該比較接近恐慌症發作吧。當時我的整顆心都被「萬一中暑的話該怎麼辦」的恐懼所占據。但到了有冷氣的車內稍作休息後，身體馬上就復原，可是卻無法再走入阿蘇卡德利動物樂園了。

還有一次，是和女友一起參加我們所喜歡的歌手B'z的演唱會。我們坐在福岡雅虎拍賣巨蛋前面數來第五排的位置，那可是連加入粉絲俱樂部都得來不易的好座位。然而，就在開唱前沒幾秒，前奏音樂已下，團員們即將要出場，就在這時候，我的胸口卻難過到幾乎快無法呼吸，當時的記憶至今依然鮮明。可能是情緒太過激動和興奮，導致身體支撐不住吧。結果我相當沮喪，搭著工作人員的肩離開熱情高漲的會場時，甚至還自嘲「我不適合這裡」。

- 在女友面前醜態畢露。
- 搞砸重要的活動。

我因為這兩個負面記憶而將非日常活動列為「會引發恐懼的事」。更恐怖的是，最初我只對外縣市這類較遠的地方感到畏懼，一旦逐漸減少遠行的經驗，後來變成連去縣內近距離的地方都會害怕，也許足不出戶會讓自己和周遭環境感覺格格不入的範圍擴大。

三天兩夜的東京旅行成為克服恐懼的轉機

二〇一八年四月一日至六月十五日，B'z在東京有樂町舉辦三十周年紀念活動

「Exhibition」，女友原本說要自己去，可是我猜她應該會買很多周邊商品（事實上她買了超過五萬日幣），一個人肯定很難搬得回來，於是我其實內心驚慌害怕到不行，卻還是「裝酷」跟她一起去。

- 這次不是演唱會。
- 只是跟去「幫忙搬東西」。

我想因為這次旅行的原因比較單純，應該可以訓練自己克服恐懼。不過，女友對B'z的熱愛遠遠超出我的想像。

明明拿到的預約券是在十一點以後入場，卻因為女友擔心「悠閒地等時間到了才去排隊，根本買不到東西」，所以八點就抵達會場，雖然還沒開門，現場竟然已大排長龍。

沒想到只是為了買周邊，就得排隊等上三個小時，而且買完商品回飯店放好之後，又再度飛奔回去。接下來是展覽，觀看B'z一路走來的所有記錄，包括展出吉他、服飾、演唱會小物、未發表歌曲的樂譜和歌詞等，對粉絲來說，可以說是不看會死不瞑目的神級活動。

我即使不如女友那般沉迷，但也陶醉在興奮氣氛中。這種的行程竟然不只一天，而是連續整整兩天。我去一次就夠了，女友卻是去幾次都嫌不夠的狂熱，只能感嘆死忠粉絲真是太可怕了。

在這趟旅行期間，恐懼感始終無法消失，深怕萬一我身體出狀況，這次神級活動馬上就化為兩人的地獄。然後，我就在這種「絕對不可失敗」的高壓下，總算撐到順利回家都沒出狀況。

經過這次的轉機，我參加現場活動的機會大幅增加，之前原本很懼怕而做不到的，多虧**「熬過那次B'z活動」的經驗，賦予我充分的自信**。雖然還沒辦法去演唱會，但想自己已經克服出遠門的難關。

從這次經驗，我深切領悟到**唯有勇敢面對才能打敗恐懼**。我認為這並不像要在運動會上高喊「打起精神克服萬難！」之類的口號才行，只是覺得「要戰勝恐懼，唯有起身迎擊」。這道理是如此簡單明瞭，卻又需要極大的勇氣。

旅行是高風險、高回報的活動，最好先和精神科醫生或諮商師商量

當然，所有事物不會只有好的一面，我不過是碰巧很順利罷了。即使知道失敗的話會大受打擊，仍想「就試試看吧」，這就代表我的憂鬱症狀態已經改善到某個程度。

如果心態是「好！為了克服恐懼症，誰怕誰，就去做啊！」，**狀態明明不好卻冒然行動是危險至極的行為**。我曾經沒和任何人商量就去應徵工作，才被第一家公司拒絕後，我的身體竟然就垮掉到連自己都驚嚇不已的程度。

提出履歷表才被拒絕一次而已喔？現在想起來還覺得不可思議，我想是因為當時我的狀態還不好，卻用盡全身的力氣去承受那個小衝擊。之後的兩、三個月，我都受困在黑暗之中。

說起來，去東京旅行之前我有先和諮商師商量過，我說「害怕身體會撐不住」。然後，我的諮商師對我說：

「我認為現在的你沒問題啊！」

專家的背書果然是可鼓舞人心的強心針。背書的可信度取決於和對方的交情，所以無論是精神科醫師或諮商師，都要確實分辨對方能不能和自己合得來，這真的很重要。

16

和朋友玩樂

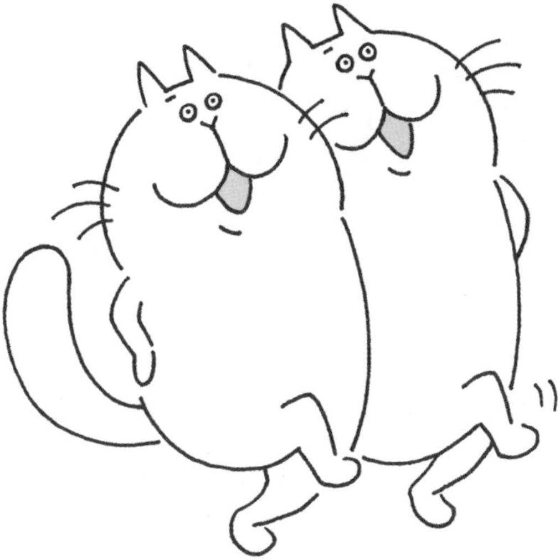

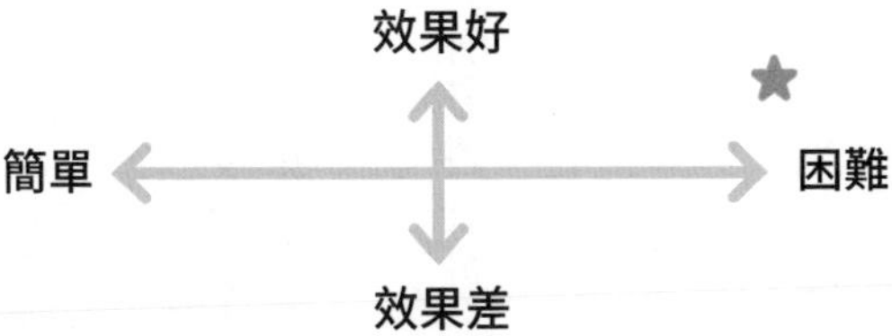

效　果 ★★★★☆

簡易度 ★☆☆☆☆

推薦度 ★★★★★

優　點

可以擴展視野

缺　點

容易產生壓力

因人際關係而憂鬱，也因人際關係而復原

因為壓力而罹患憂鬱症的人，當然有各式各樣的原因，只是在現代社會，大多是跟人際關係有關吧。最近新聞都一窩瘋報導職場霸凌或性騷擾，可是沒遇到以上問題的人，卻也受許多煩惱所苦。

我在職場上的人緣絕對不算差，甚至感覺頗受前輩們照顧。不過，總覺得和同事們有點格格不入；再加上我是汽車相關的系統工程師，不僅工作難度很高，壓力也大，所屬部門又沒有同梯的同事，有些事情沒人可商量，內心的確感到寂寞。

「工作上的難題」找前輩商量的話還算好解決，可是那種能相互扶持、患難與共的情感，如果不是同儕就難以建立。結果，我在職場上找不到立足之地，不斷地逼迫自己，以至於得了憂鬱症。

暢銷書《被討厭的勇氣》，書中的靈魂人物，也是阿德勒心理學的提倡者阿德

勒（Alfred Adler）曾說「所有的煩惱都來自人際關係」，可以說「任何人都可能因為人際關係而罹患憂鬱症」也不為過。

我身為部落客持續PO文，並與支持我的人或工作上認識的人們的往來當中，**獲得成長，逐漸變得比較能夠融入社會。**

我記得諮商師曾經對我說過「Hossy，你人格上還有些不成熟的地方」。當然我現在應該也還不能說完全成熟，可是回顧過去的自己，覺得以前看事情的眼光還真是狹隘啊。

在各種人際關係中，我們也接收到各式各樣的價值觀，經過咀嚼消化，再內化成自己的一部分，最後視野才能擴展開來吧。**若能將寬廣的世界盡收眼底，內心才得以從容，**而這份從容便能與精神的穩定接軌。

在網路上結交志同道合的朋友

應該有自認「可是我在現實世界都沒朋友」的人吧。我罹患憂鬱症之後，朋友就減少了，所以非常了解那種孤獨的心情。可是現在即使在現實世界沒朋友也不用擔心，網路交友也是另一種選擇。

不管用什麼社群網站都可以，只是以交友為目的來說，我認為最輕鬆的是推特，試著針對你有興趣的事卯起來猛發推文吧。別在意「不知道別人會說我什麼？」，也無需掩飾自己的價值觀，直接表現出來。

只要持續發文夠久，價值觀相近的人漸漸會來追蹤，**人數少也沒關係，利用談天說笑將氣氛炒熱之後，不知不覺間就會成社群**。雖然是不具實質形式的虛擬社群，但只要彼此建立互信關係，自然會發展成約出來實際見面。我也是經由這些過程，結交了許多部落客朋友。

一旦在真實世界裡有連繫，關係就更強化穩固，還有可能變得比在真實世界交到的朋友還更要好。基本上，在網路上認識的人比較少牽絆，分離的時候也乾脆且輕鬆（笑）。

網路世界與真實世界不同，**完全不必理會價值觀不合的人**，連交談都嫌浪費時間。畢竟我們開始用社群網站的原因，並非是用來討論如何提高彼此心靈層次如此崇高的目標。

重點在於要全力投入自己能傾注熱情的嗜好，並且與支持我們這麼做的人保持連繫。不想被任何人討厭而採取八面玲瓏態度的人，不會在任何人心中留下深刻印象，所謂受人喜愛的另一面就是被人討厭。

就算得到網路負評也不用擔心，稍微調查一下抨擊你的人，只要覺得這些是屬於價值觀不合的人，就代表你贏了。因為被價值觀不合的人討厭，代表你很可能會受價值觀與你一致的人喜歡。而且，你完全不需要做出反應，會在網路上抨擊別人的人，原本就是想找人吵架。

我現在在現實中有來往的人，幾乎全是在網路上認識的，因為有在看彼此的發文，所以可以省去「喔，你好，初次見面……」這些麻煩的客套話，人際關係真的輕鬆得多。

喜歡就喜歡，討厭就討厭！一旦決定在網路上和討厭的人互無瓜葛，就直接把他刪除。**在網路上先認識，加深互信關係後在現實生活中見面**，所產生的溝通成本最低。

有勇氣與不合的人立即斷絕來往

對於總覺得想法合不來，或沒特別理由就是不喜歡的人，**毫不客氣地停止來往對彼此都好**。奇怪的是，當你覺得「這個人好像哪裡不太對」時，對方其實也正在想一樣的事喔。彼此感覺不太合拍，表面上卻保持微笑繼續來往，這種相處不是很累人嗎？長久持續的話，憂鬱症將又因為人際關係而惡化。

我們與社會必須保持一定的距離，完全脫離社會又不能生存，因為人是社會性動物，生來無法忍耐孤獨。有的人認為「由我主動不再往來，會覺得不好意思而做不到」，我可以理解這種心情，好像自視甚高地在挑朋友似的，心理一定會想退縮。

可是，我認為「挑人交往」並不是壞事，就像前面說過的，勉強和不合的人相處反而對彼此都不好。如果這樣做會過意不去的話，我建議可以想成為了不要浪費彼此寶貴的時間，你才好心出馬扮壞人，這樣心情會好過一些。做的事情明明一樣，光想法改變，心情就會不可思議地輕鬆許多喔。

沒錯，如同你所感受到的，其實只是加以合理化而已，罹患憂鬱症的人通常太過認真，可以將事情稍加合理化喔。

最重要的是自己的心情是否隨時感覺輕鬆自在。讓別人太受傷當然不可以，但自己也不能太委屈。

一旦人際關係變好，和朋友相處再也不是大問題

我有幾位可以不管我是否有憂鬱症，都能以平常心和我來往的朋友，讓我覺

得很放心。我討厭像碰觸紅腫處般過於小心翼翼地被對待，話雖如此，我也會因憂鬱症被拒絕感到內心受傷。

如果可以用與一般人同樣正常的態度來相處最好，若能貼心顧慮我的感受當然也很好，只是彼此多少會有些距離感，讓我心情變得有些微妙。倒不如開玩笑問我：「喂！你真的有憂鬱症嗎？你看起來明明很好啊（笑）」，就算可能稍微受傷也勝過氣氛尷尬。

就我個人來說，只要有幾個相處起來很舒服的人，和朋友玩樂應該就可以從「效果好／困難」升級成「效果好／簡單」。如同剛才所說，人際關係的困難之處在於減少討厭的人，留下喜歡的人。人隨著環境不同會有各種牽絆，困難度因此升高。

不過，**要排除那些牽絆說不定比想像中來得簡單喔**。

17 — 改善扭曲認知

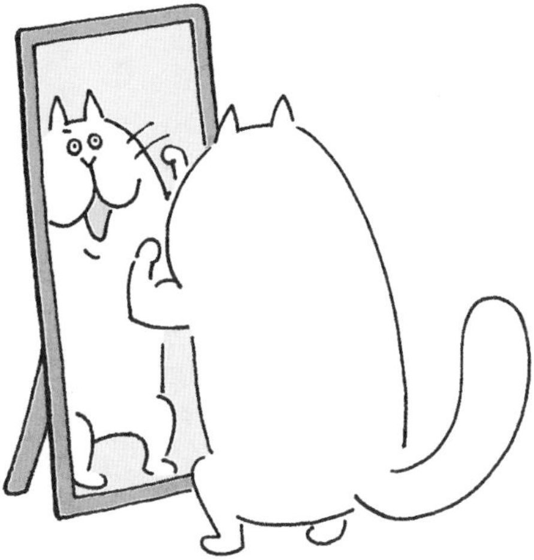

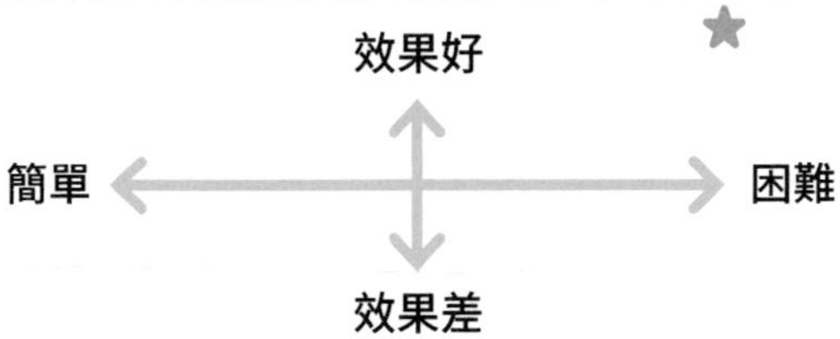

效果	★★★★★
簡易度	★★☆☆☆
推薦度	★★★★★

優點

能活得更自在

缺點

若沒有專家的協助，
則很難達成

什麼是「認知扭曲」？

這是大衛．柏恩斯（David D. Burns）所提倡的理論，說得淺白些，就是「錯誤的推論」。我們在人際關係中會進行很多假設或推論，譬如：「我打了招呼，對方卻沒理我。他是不是討厭我？」之類。**事實上並不知道對方是不是討厭自己，卻自認為是如此**，這是「認知扭曲」當中的其中一種。

剛提到的大衛．柏恩斯也是《感覺良好：心情緒療法》（*Feeling Good: The New Mood Therapy*）的作者，這本書在國外被譽為憂鬱症病人的寶典，書中提出十種「認知扭曲」，以下就來依序介紹吧。

1 二分化思考

凡事以非黑即白的方式思考。只要稍微有一點差錯，就認為自己是徹底失敗。(24)

零分或一百分、非黑即白、不是成功就是失敗，這是**沒有灰色地帶，將自己逼入絕境的思考方式**。當我被診斷罹患憂鬱症時，便抱持著以為自己「已經徹底完蛋，沒有活著的價值」的想法。

當然，**就算得到憂鬱症，人的價值也完全沒變**。憂鬱症說穿了不過就是電玩遊戲中所謂的「狀態異常」，請想成主角處於中毒狀態，狀態愈來愈嚴重（笑）。只是可悲的是，現實世界裡還沒有出現電玩遊戲中那種解毒草。

對完美主義者來說，**「完美」是永遠達不到的境地**。比如說，假設你盡全力完成工作，做出百分百的品質，於是你會看見新的境界。那是因為你之前還達不到這個高度，所以才看不見達到目標後而產生的新的景色。

如同站在高處才能看見更高的山，這是立足點改變了的關係。也就是說，人永遠追不上完美，因為在達成的瞬間隨即產生「全新的」完美基準。因此，一直無法稱讚、原諒、認同自己，這種生活方式多辛苦啊。

2 過度類化

只不過發生一件不好的事，就認為世間全都很糟糕。(24)

舉例來說，假設你在推特上發表了自己的意見：

「我認為憂鬱症一定可以治癒。雖然很慢，但我已經漸漸好轉了。」

針對這個發文，你收到以下的回文：

A：「我現在非常痛苦，看了你的推文後，我很受傷，請不要忘記現在有人狀況很不好。」

你：「對不起。」（對耶，大家會這麼想啊。「憂鬱症會好」這種話不該說出口的，是我不好！）

以上正是所謂的「過度類化」。不過是一次抨擊，你就視為大家都會攻擊你，最淺顯易見的例子就是網路上的大量負評。當你有了「過度類化」的認知時，這會讓你陷入錯覺，宛如所有人都討厭你。根據稍早所說的調查顯示，因網路爭議

而火上加油的人，一年內還不到整體的〇・五％。(25)

意思就是，就算你被網路酸民群起而攻之，以為全世界的人都討厭你，其實批評你的人頂多也不過〇・五％而已（會持續延燒一整年的事件也沒那麼多啦）。而且，想要全世界的人都喜歡你，很可惜，那是絕對不可能的。為了不與人起摩擦而處事八面玲瓏，行為舉止都小心翼翼深怕得罪任何人，的確可能減少摩擦，不過事實上也有人就是討厭這種四面討好的態度。

反過來說，假設有人總是直來直往，當然會比處世圓滑的人引起更多衝突，這樣的人的確樹敵眾多，特別是在網路上言詞強烈的人常受抨擊，但是，事實上也可能因為「講得太好了，幫我說出心聲」，而增加粉絲。

結果，無論你採取什麼樣的態度，**喜歡的人就是喜歡，討厭的人就是討厭。**你只要先了解，**是否討厭你是取決於對方的好惡，不是你可以控制的範圍，**做人處世就可以順應你自己本來的個性。

3 悲觀濾鏡

> 拘泥於一件不好的事，老是想著那一點而讓心情變得悲觀，就像一滴墨水就能染黑整杯清水一般。(24)

有段時期我內心也戴著悲觀濾鏡。

「我罹患了憂鬱症，所以做什麼都不行啦！」這面濾鏡的效果太過強大，非常恐怖。

在我狀況不佳的時候，曾參加和老友的敘舊聚會，當時他們即使抱怨現狀，卻仍在社會上努力打拚。我表面雖然在笑，卻感到「啊，我和他們不一樣……」。

當時我的看法是只要罹患憂鬱症，人生所有一切就徹底完蛋。這時候，就算有快樂的事，自己也快樂不起來了。由於經常戴著「我患有憂鬱症的濾鏡」，世界看起來全是灰色。**實際上只是「單純罹患憂鬱症」，世界並不會因為我罹患憂鬱症而有所改變。**

說不定你有很厲害的才能，卻礙於「悲觀濾鏡」而削弱了行動力喔。

4 負面思考

莫名地忽略好事，於是日常生活中所有的事都變得相當負面。(24)

我曾經聽過周遭的人對我說「你的狀況好像不錯嘛！」但這句話聽在憂鬱症病人耳裡會有壓力，原因在於「負面思考」會來攪局。

大部分的人都只是想到什麼就說什麼，會那樣說多半只不過覺得「聽說你有憂鬱症，不過看起來挺有精神的嘛！」可是當時的我卻這樣解讀：

「這是叫我『趕快回公司上班』的意思吧？唉……」

即使沒把這句話說出口，但人會憑直覺判斷，所以大概對方也發現了吧。和我漸行漸遠的那些人想必是因為察覺到我的想法過於負面的緣故。

像這樣，應該是正面的事卻看成負面的，有時反而會破壞人際關係，這真是一種很棘手的「認知扭曲」。

5 跳躍式結論

簡單來說是**毫無根據就做出悲觀的結論**。

a 過度解讀：冒然論斷某個人對你的回應不友善。(24)

譬如說，假設你和朋友在說話，當你說出自己的意見之後，對方只回你「嗯──」，你覺得這個回應很敷衍，好像是對你的意見持反對態度，這其實是很常見的情況，對方是否真的有反對你的意思嗎？應該還有以下幾種可能：

- 正巧在想別的事情。
- 聽到你的意見後，需要花一點時間理解。

- 單純只是懶得回答。
- 沒有特別原因。

或許對方可能看見你陷入「我是不是被討厭了？哎呀，我就是……」的自我厭惡之中，才顯露出「這個人好麻煩」的態度也說不定。而當你看見對方這樣的態度，又認定「看吧，我就知道」，只專注在後被討厭的結果上。

人的心情本來就無從理解，**變幻莫測連秋日天空都比不上。太過在意只會浪費自己的時間和力氣。**

b 預測偏誤：妄自認定情況只會愈來愈糟。(24)

剛開始治療憂鬱症時，我曾有段時間這麼想：「抗憂鬱藥好像沒什麼效，回歸社會又遙遙無期。我真是個廢物……這樣下去，會不會被父母和女友拋棄啊？不，是一定會被拋棄吧，我未來恐怕將一個人寂寞地死去。」

以上正是「預測偏誤」的體現。**未來會如何，誰也不知道**。舉個例子，說不定從醫院回家的路上順道去了彩券行，只買一張彩券，就中了一億日圓啊。雖然應該沒這麼好的事啦（笑）。

至少當我憂鬱症正嚴重，每天只能躺在床上著天花板瞧時，完全沒想到我會出書。就連我開始寫部落格的時候，也並非為了「總有一天要出書」的夢想而寫的。我在「願望清單」當中，從來沒有列出「出書」的項目（不要告訴別人喔）。

6 誇大解讀（毀滅化）與過低評價

將自己的失敗看得過於嚴重，並貶低自己的長處。相反地，對他人的成功給予過高的評價，並忽視別人的缺點，這稱為「雙目鏡把戲」。(24)

我部落格中有位女性讀者，總認為自己很沒用，她患有憂鬱症和恐慌症，不過她擁有繪畫和善於傾聽的才能，可是當我說到她這些優點時，她絕對不認同。

而且，她對於過去的失敗相當後悔，平心而論，我認為那個問題的嚴重性對她人生的影響應該算小（煩惱是很主觀的，很難有個標準）。相反地，她看我發文就對我讚不絕口，誇我以前推特的追蹤人數很多，超厲害等。

這不正是「誇大與貶低」的關係嗎？

像我這種程度的追蹤人數（我在寫這本書時是八千五百人左右），不算罕見，不過若要找到像她那麼會傾聽還有繪畫才能的人，可就難上加難了。

這種「認知扭曲」也常出現在偏好負面思考的心理健康者身上。世上很多人自視過高地斥責你，卻很難得會有誇讚你的人。如果連自己都不認同自己，人生會過得很辛苦，所以請重視自身的才能。

所謂的才能，不用想到是像尤賽恩．博爾特（Usain Bolt）的飛毛腿或畢卡索的繪畫技巧那種獨一無二的天賦，而是你比別人更拿手的技能，相信每個人多少都有比別人稍微擅長的事才對。只要鍛鍊所長，想要成為某個領域的第一把交椅，其實沒那麼難。

我相信現在大多數有才能的人，都曾鍥而不捨地持續鍛鍊自己的長處，當然

必定也有與生俱來的天賦，只不過做事不可能全憑天賦。

業精於勤，只要不持續就會荒廢，所以持之以恆者才得以勝出。有毅力能長久持續的人本來就不多。

7 情緒性推論

認為自己憂鬱的情緒如實地反映出現實。「我感覺到的就是這樣，所以這就是事實」。(24)

剛開始服用抗憂鬱藥的時候，我在網路上查到很多「憂鬱症的藥就是副作用多，比吃其他的藥難過」的意見。當然，我剛開始吃藥時屬於急性期，沒將它視為個人想法，而認為這是全部人的意見（＝「過度類化」）。

即使健康人正常生活，身體也會偶爾不舒服：

・今天好像有點頭痛。
・咦？肚子脹氣喔。
・昨天喝多了嗎？有點想吐。

可是在剛開始吃抗憂鬱藥的當時，遇上這種症狀，我卻毫不懷疑地想成「看吧，果然出現藥物副作用了！」究竟是抗憂鬱藥導致的副作用，還是單純的身體不適，一般人很難判別，所以也難以確定實際上到底是不是副作用。

不過，我認為**具正面意義的「情緒性推論」倒是很重要**。你知道「安慰劑效應」嗎？

人體存在非常不可思議的一面，曾經有個實驗是，將乳糖或澱粉這些不具藥效的成分做成錠劑或膠囊，當作真的藥物給頭痛病人服用，過半數的病人卻因此痊癒。這很可能是吃了藥（之類的）後獲得安心感，引發體內隱藏的自然治癒力也說不定。

> 這就是「安慰劑效應」。安慰劑（placebo）一般翻譯成偽藥，可以說它像藥一樣是用來撫慰人心的東西吧。(26)

「信念」、「病由心生」都絕非虛構而是真有其事，從正面角度來看或許很難想像，但從負面角度是否就比較容易想像呢？若整天在意身體的不舒服，狀況就一路下滑。

我想憂鬱症讓人很容易產生負面思考，這一點可能是難以治癒的最大原因。因為負面思維會強化鬱悶的心情，想到自己的未來都只剩一片灰暗，就會變得無法相信別人，最後甚至連定期看診的醫生也都無法信任。

只要提起安慰劑效果或「病由心生」的話題，很容易被人吐槽：「那麼，憂鬱症就是撒嬌討拍囉？」但我反而覺得「撒嬌討拍有錯嗎？」。問題在於病人與外界接觸或日常生活已經受到妨礙。就算因為性格或情緒問題導致憂鬱症，或未接受正式診斷，「本人很痛苦」就是一個該正視的問題。我無論在網路上或現實中都見過很多憂鬱症當事人，我根本感覺不到他們是「愛撒嬌討拍」的人，反倒是**不懂**

得撒嬌的人居多。

我老是在想「他們為什麼不多撒點嬌呢？」，這當然也包括我本人在內。

8「應該」思維

決定要做什麼時，以「應該～」「不應該～」來思考。彷彿不這樣想就會受罰一般，容易有罪惡感。當你用「應該」的思維來要求他人時，會感到憤怒與糾結。(24)

恐怕大多數日本人都受這種思考模式所苦，所以罹患憂鬱症的人數才會比其他國家多十倍吧（純粹是我個人感覺）。

- 「應該」趕快治好憂鬱症。
- 「應該」快點回歸社會做個普通人。

的確，可以的話，早點治好憂鬱症比較好，快點回歸社會也比較好，這些都毋庸置疑。可是，這個「應該」的思維會不會太過辛苦了呢？就算做不到，既不會被逮捕，也不會被拋棄。再說，一旦受到「應該思維」束縛，很可能會忽略失敗後原本可從中獲得的教訓。

我來說說受「應該思維」束縛時的事吧。

我曾聽說散步對減緩憂鬱症很好，於是開始散步。奮發圖強到連健走鞋和運動服都買好，意氣昂揚地去散步時，一位女性對我寒暄：

「哦，來散步啊，很好喔！」

在那之前，我因為憂鬱症窩在家裡時間太長，所以沒能好好回她的話，因而產生自我厭惡。

「我『應該』要好好回應的，卻沒搭理她……」

第二天下雨，我不想弄髒新買的健走鞋，所以沒去散步。第三天雖然天氣放晴，我卻對之前沒能順利回應那位女性的事耿耿於懷，而無法外出。

「區區一點小事就讓我氣餒……天氣這麼晴朗，我『應該』要去散步的，卻沒辦法……」

回頭來看，那真是嚴重的「認知扭曲」。現在的我已經不受「應該思維」束縛，可以用下面的方式思考：

- 下次遇到對方隨便回幾句寒暄，笑笑帶過就好。
- 不認識的人忽然跟你說話，任誰都會不知所措。
- 如果沒興致，可以不要勉強自己去散步。
- 不可能因為停止散步，憂鬱症就會惡化或治不好。
- 等想散步的時候，再挑戰看看就好。

還有，**將應該思維套用在別人身上很危險**。世上有很多人「看起來」活得很輕鬆，你就小家子氣地認為「我活得這麼痛苦，他們應該要再辛苦些才對」，因而讓別人也感受到你憂鬱的痛苦。可是，這麼做不但沒有意義，還會惹人厭。

我刻意寫對方「看起來」活得很輕鬆，這是因為實際上這些人過得輕不輕鬆，我們無從得知，畢竟又沒有二十四小時都和對方相處在一起。

同樣身為人的確有可以相互了解的地方，不過絕大多數的部分是無法相互了解的。雖同種人卻又像是不同的存在。我想這就是人類。

9 貼標籤

這是指極端的「過度類化」。在犯錯時為自己貼上「我是個遜咖」的標籤，來取代思考「自己為什麼犯錯」。當有人惹惱你時，就將對方貼上「那個沒用的傢伙」的標籤，而那張標籤卻充滿著情緒性的推論。(24)

貼標籤這件事可以想成是「過度類化」加強版，罹患憂鬱症而認知扭曲的人，恐怕有很多會進展到這個地步。近年來社群網站發達，很容易看見或聽見別人意見，只要正確使用社群網站確實會感覺很有趣，不過隨之也急遽縮短從「過度類化」到「貼標籤」之間時間。

我在「過度類化」的段落中曾以推特的例子說明，某些人只不過遭受一個人的抨擊，就誤以為那是全世界的意見，而將自己貼上「我讓別人的內心受傷了，我真的很差勁，根本沒資格發言」的標籤。

因為這個標籤，無論做什麼都只看見悲觀的一面，當實際發生負面情況，標籤就會更加深自己容易受傷的部分。總有一天標籤會取代你的自我意識，請務必小心。我之前就曾陷入時時擔心受怕的「習慣不幸」狀態。

「習慣不幸的標籤」**經常出面阻撓挑戰新事物**。明明想嘗試未知的事物，卻因為產生「反正我這種人……」的負面想法，而從一開始就拒絕挑戰。普遍認為對憂鬱症很好的運動，若沒有相當的決心便很難起頭，任何事情要養成習慣都不簡單。開車也是一樣，剛開始必須用力踩下油門，一旦開始有速度，即使不用力踩油門，車子也會前進。

人生和改善憂鬱的情況都一樣，阻撓你踩下油門的事物具有極大的危害。

10 自我關連

當有不好的事情發生，即使不是自己的責任，也認為是自己害的。(24)

我們舉比較好懂的應徵工作為例，「很抱歉通知您，您並未錄取本次工作職缺」——收到這樣的通知時，想必很多人會出現下述想法而情緒低落。

- 因為我沒能力。
- 對方必定是討厭我。
- 唉，我真的是個廢物，想必沒有人會錄用我。

你的確未被錄用，但你根本不知道被淘汰的原因。大部分的問題不會在應徵者，單純是因為你與公司的企業文化風格不合，或不符當下需求等這類理由吧。

我沒有徵人的經驗，不過曾經將自己的工作切分出來交給別人處理。通常會要求關鍵的能力至少要到這個程度之類，但不可能設定太高的標準。大致來說，是憑「直覺」決定的。

當然，公司的人事主管應該不會這麼隨便，不過其實說不定有些類似的地方喔。因為人的直覺意外地不容輕忽。再加上就算你以為「問題是在自己身上」，事實上周遭的人大多並不在意。你絕大多數的人都認為「問題是出在自己」，然而**大家都只在意自己，坦白說會在意別人的人真的少之又少。**

如何修正「認知扭曲」？

讀完「認知扭曲」，應該很多人覺得自己也是屬於這類人，這份覺察很重要，**一切便從這份覺察開始。**

認知扭曲的人不太會察覺自己的扭曲，因為他們覺得一切都很正常。然而在一邊客觀地觀察自己，一邊對照「認知扭曲」之後，就會察覺自己是以多麼奇怪的方式在思考了。

若想自我改善的話，可以讀提倡「認知扭曲」的大衛・柏恩斯寫的《好心情手冊》（*The Feeling Good Handbook*）。當中詳細記載該如何改善，還附上可供自我檢測的習題。只不過精簡版也有四百八十頁以上，所以如果不習慣閱讀的人恐怕會很吃力。

如果和人一起改善的話，還是尋求專業諮商師的協助最好，進行所謂的「認知行為治療」。雖然要花錢這一點比較麻煩，但若不想深陷悲慘情況，在安全的考量下，建議還是找諮商師。因為一個人進行的話，通常會出現問題。

18

停止比較

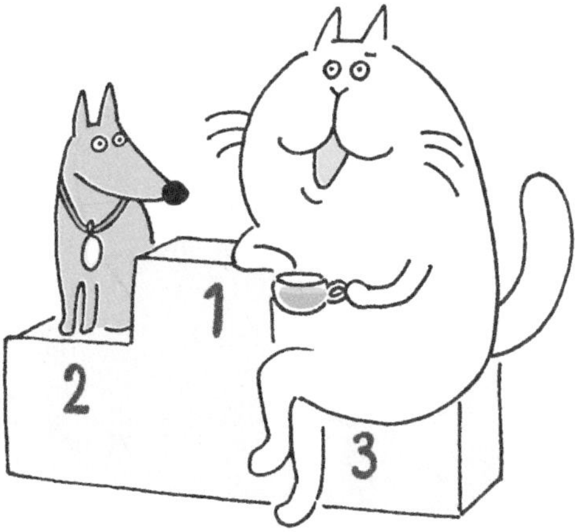

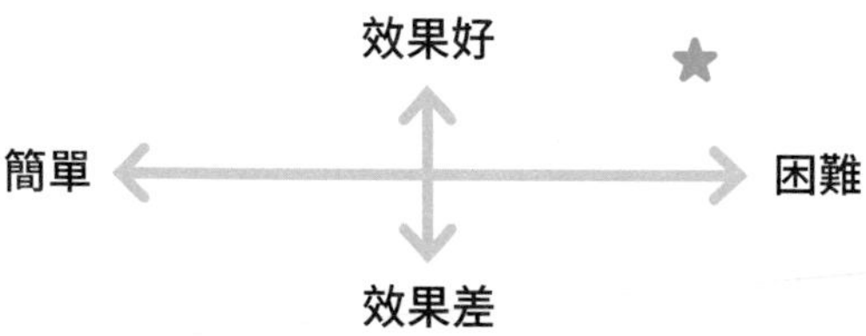

效　果	★★★★☆
簡易度	★★☆☆☆
推薦度	★★★★★

優　點

容易肯定自己

缺　點

可能會缺乏上進心

別人的成功，或許只是「碰巧」

大前提是根本不可能拿別人和自己比較，原因在於你只能以對方少量的資訊來判斷，**所以造成高估或貶低對方的可能性很大**。

我舉自身為例，很慶幸有人對我說「你好有才華，就算罹患憂鬱症也能以個人身分這麼活躍」，不過那是因為對方只看見「現在的我」才會這麼說。

身為部落客，單就「文章」來看，我不能說特別有才華，在學生時代國語成績只拿「二或三」，不算拿手。被問到「當作家的心情如何」時，我就像彆扭的學生般想老實說「哎呀，雖然自己很懶，但因為截稿日快到不寫不行，老覺得很焦急」。

先不提這個。我在網路上心理健康類的部落客中，算小有名氣，自己分析原因有以下四點：

1 症狀比較早穩定。
2 剛開始經營的時候，沒有競爭對手。
3 有知名部落客誇我有趣，於是聲名遠播。
4 長期持續經營。

1〜3**說穿了是運氣好**，可是要能把握那份運氣，我認為實際上應該靠的是4。我知道有幾個和我同時期開始做部落格的心理健康類的部落客，現在幾乎都已經銷聲匿跡了。

這個情形不限於心理健康類型，懷著「部落格好像能賺錢」這種投機的想法而開始經營的人，在幾個月內就會敗退。我因為喜歡發文，所以在不賺錢的時期也得以繼續堅持下來。

一般人不知道這樣的心路歷程，只著眼於（看似）比自己優秀的部分，每個人都以各自的方式在努力，然而時勢所趨或恰巧運氣好之類的事，則是說來就來。相反地，我也知道有些人付出比別人數十倍、數百倍的努力，結果卻不如預期。坊間有許多關於「商場上的成功祕訣」的書籍，可惜幾乎都只是曇花一現，這是因為那位作者，正巧在那個時代，加上「碰巧」順利，才會出現這樣的情況。恐怕大多數的人都是這樣子，沒錯是碰巧，就是碰巧。

不過有一點不能忘記，那就是不能因為碰巧就隨便應付了事，仍要重複進行假設與驗證，並比別人採取更多的行動，**就像是「百發總有一中」的策略**。

總而言之，我們和別人比較時，幾乎都看不見重點部分。**能比較的本來就只有可以用數值測量的部分**，像是「誰的身高比較高？」「誰的體重比較重？」。比較「誰的水準比較高？」如同問「哪個男人比較溫柔？」一樣，答案誰也說不準。

不斷和別人比較，會無法認同自己

舉例來說，假設你是業務員，上個月營業額四十五萬日圓，這是相當不錯的成果，著實有進步。午休時間在吃午飯的時候，你聽到有人說「A那個傢伙上個月好像賣了五十萬日圓哦，真厲害～」。

你覺得不甘心，決心要超過A，而將這個月有目標設定在六十萬日圓。乍看之下，這彷彿是個正向積極的動機，可在我看來，**這動機很不健康**。首先，自己明明已經業蹟不錯，卻因為發現對手而燃起鬥志，就忘了自己進步的成果。

人有受讚美的需求，一旦未獲誇讚就會若有所失。大家同樣都希望有人稱讚自己，卻誰也沒想要稱讚自己，因此**請不吝誇讚自己**。

而且，「我要超越A！」這個看似健康的動機，以心理健康的角度來看則不妥。那麼，試想屆時落敗的情形吧。毫無疑問，應該會沮喪吧。罹患憂鬱症的人有強烈的被害妄想，所以說不定有人會認為「別人會認為我怎麼這麼沒用吧」。

我先插個話，**結果不順利和你自身的價值沒有任何關係，最好先練習不要將這兩者畫上等號**。應徵時收到未錄取通知的原因在於對方判斷你不適合他們公司，沒道理聯想成你這個人實力差。

接著，我們來想想營業額贏過A的情形吧。自己獲勝後或許擁有優越感，並感到些許罪惡感的同時，可能也以為自己是比A優秀的人。可是，那份自尊心究竟從何而來呢？對，是藉由贏過A而得到的自尊心。這種想法非常危險，今後如果**「不能繼續贏過」**新出現的對手「B、C、D、E、F……」，**你的自信就會蕩然無存**。這種「附帶條件的自尊心」將逼迫你自己一旦勝過A之後，就進入與新對手B的競爭中，以此類推。

「如果輸給B的話，就倒退變回以前那個遜咖的自己了，因此我絕對不能輸、絕對不能輸！」，但我們可不是背負國家盛名在競賽的日本國家代表隊選手，就算輸了也沒任何責任（代表隊選手也沒責任啦〈笑〉）。

對自己過度施壓，會造成「輸掉就完了」的局面。可能有人個性適合讓壓力成為助力的方式，不過我認為這種思維方式對曾有心理疾病的人過於苛刻。現在我在家裡工作，感覺「今天工作表現很好」都不是處於焦躁的時候，而是在放鬆的狀態下。

為了保持放鬆的狀態，我一向不與別人比較。你有你的價值，我有我的價值。

別用世俗的標準來衡量人的價值

每個人都希望自己是最優秀的，於是不知不覺地與別人比較，忍不住想看看「誰高誰低」。

・誰的考試分數比較高？
・誰的年收入比較高？
・誰的社群網站追蹤數比較多？

這些根本是空中樓閣，比大家想像的更虛空不實，很輕易就崩塌。好比說現在只要社群網站的追蹤數多，工作就會自動找上門來，要謀生沒那麼困難。可是，這種技能如果到亞馬遜雨林的秘境深處完全派不上用場。在網路上擁有推特追蹤人數十萬的人，生活費是不成問題，可是沒有賴以維生的一技之長的話恐怕也很難生存。即便考試時取得高分，也不一定保證長大就能賺大錢。擁有超高學歷的人，也有可能找不到合適的工作。

年收入的高低也是一樣，那只有在日幣值錢的情況下才有價值，假如一年後日幣貶值，說不定到時一億日圓只能兌換一萬日圓。到時候，即使年收一千萬日圓仍是赤貧。所以，一個人的價值不該取決於這種「指標」。

真心支持著我們的家人或交情好的朋友，才不會在乎你考試成績差或年收入低，或是追蹤人數少呢。**人的價值不是用數值表現的，用數值判斷人，反而看不見真正的本質。**

幸福只存在自己心中

幸福不存在於和別人的比較當中，那只是幻覺，如果永遠必須在世俗的基準下贏過別人，你才能感覺幸福。那豈不是太辛苦了嗎？

我覺得自己很幸福，其中讓我感到特別幸福的有以下三種時刻：

・看書。
・用部落格傳送資訊。
・和狗狗玩。

以上這些都不會有所謂和別人比較的情形發生，正因為沒有競爭，只有單純樂在其中才能感覺幸福。

擁有自己認定的幸福，多少才能在身處競爭的社會堅持下去吧，即便在社會上累積不少壓力後，背後仍有支持你的東西存在。

19

找尋了解你的人

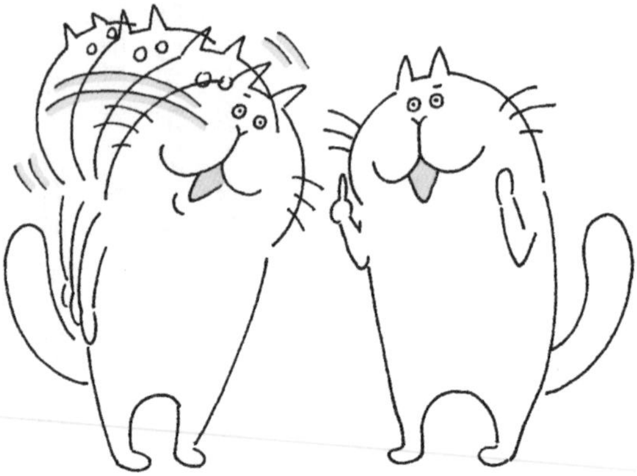

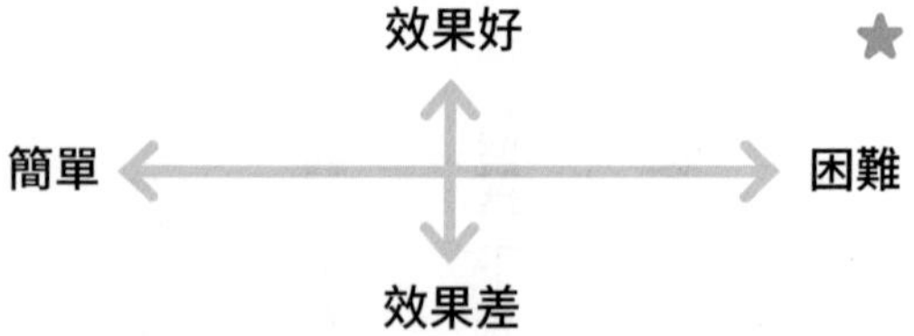

效　果	★★★★★
簡易度	★☆☆☆☆
推薦度	★★★★★

優　點

心有所依

缺　點

可遇不可求

若是有人能理解自己，內心就會安穩下來

我想大家都知道憂鬱症，只是不為人知的部分還很多，沒發過病的人就不知道實際上有多苦。一般統稱為憂鬱症，其中卻包含各種類型，即使聽病患本人描述，也是千差萬別。雖然不能概括地說「憂鬱症患者全都○○！」，不過我想一般人很難理解「憂鬱症患者」的真實感受，這不是件好事。

所以說當有人理解，並給予我們內心強大的支持，**即代表我們在這裡適得其所**。然而，無論我們聽到幾次「可以休息喔」，卻無法好好歇息，這是因為內心仍然沒安歇下來。

舉例來說，假設憂鬱症患者發病後回家療養，就算沒被斷絕親屬關係，大概也會因為心理上與雙親有距離而感覺不舒服，甚至覺得病情沒有得到理解。在這種狀態下，內心便會充滿「不知道對方怎麼看待我」的不安而無法放鬆。

想要對方完全理解自己是不可能的事

可惜我想世上沒有可以真正理解憂鬱症的健康人。好比說我沒骨折過，就算我可以想像用石膏固定腳，再拄枴杖走路的辛苦，也不可能真正地理解。而且這種想像恐怕「太過天真」，這是因為**人必須親身經歷才會懂**，同樣地，憂鬱症也是「沒有經歷過的人」不能完全理解。

不過希望各位注意，即使同樣罹患憂鬱症也不見得就能彼此理解。因為就算得到相同的病，彼此仍是不同個體。

那麼，究竟什麼是「得到理解」呢？

基本上，站在無論憂鬱症或別人都不可能完全理解的前提下，重要的是自己是否可以贊同「對方雖然不能百分百了解，不過只要懂我到這個程度就夠」的情況。以我來說，我覺得我的父母對憂鬱症算是相當理解，可是，如果問我換成別人是否也會覺得「這個家庭對憂鬱症很理解」，老實說我沒有自信點頭（笑）。

例如我媽也曾說過「多出去走走不是比較好嗎？」，有的人非常討厭聽到這種話，說不定光憑這點就判定「她根本不懂、不能理解憂鬱症」。當然，「（感覺）被理解」會依憂鬱症症狀的程度不同而改變，大多數人將理解視為絕對的，可是事實上並非如此。

- 置身的環境
- 目前的憂鬱症症狀
- 對方的個性

只不過是透過上述這種種因素相互混雜組合，來判定的「理解／不理解」罷了。比如最容易懂的應該是憂鬱症的症狀吧，因為病情嚴重時有被害妄想的傾向，當對方對我們小心翼翼地應對時，可能反而被我們看成是在說反話。

理解不是絕對的，只要明白理解這件事是會隨著環境或對象，以及最重要的自身狀態而變化，對他人自然就可以採取寬容的態度。

有男女朋友的話，建議要常溝通

我有女朋友，我們在大二時認識，到我執筆這時已交往九年，當時是在社團活動的邀請會上相遇，我對她一見鍾情而強力拉她入社。那時候我屬於很哈女生的類型，雖然是段不好公諸於眾的黑歷史，不過我現在對於強拉她入社那個以前的自己充滿無盡感激。我覺得她是目前為止我遇過最理解憂鬱症的健康人。只不過是「針對我的憂鬱症」喔，她是否也能這麼理解別人的憂鬱症，我就不知道了。

只要我說到女友的理解，大家都說：

「你女友大概是聖人吧？和憂鬱症患者交往不容易啊」

沒這回事，我們的相處應該和一般情侶差不多吧？重點在於是否可以達成全面的溝通。一旦變成情侶，我想大家都有從意見不合發展到吵架之類的經驗，覺得麻煩而乾脆分手的人不計其數。

其實有些事只要說開就能相互了解喔，「憂鬱症的症狀就會害我變這樣嘛！」。直至今日我們仍有大吵的時候，其中九九・九％是我不好居多啦（笑）。

託此之福，我任憑女友擺布。今後只要彼此沒發現什麼大問題，我想我們會一路同行到結婚吧。

憂鬱症狀嚴重時，別見面比較好

這要看憂鬱症的類型而定，不過這點倒是每位憂鬱症患者都能體會到的。

當憂鬱症狀嚴重時，對任何事都變得沒興趣。可悲的是，當強烈憂鬱來襲時，本書所寫的辦法裡除了「抗憂鬱藥」和「睡覺」還有點用之外，我對所有的事物都失去興趣，不用說對女友的愛和野性的性欲等也都消失無蹤。

包含當事人在內，若是缺乏憂鬱症知識的人遇上這樣的狀態，難免誤會成「對方是不是不喜歡我了？」。其實我也有過經驗，別說對女友沒興趣了，甚至連想到要聯絡都感到有壓力。當時我不懂那是由憂鬱症引起的情感障礙，還以為一定是感情冷卻了呢。那時我們已經交往約五年，說得難聽點，我想就算厭倦對方也很正常，於是我們就真的分手了。

不知道該說時機恰巧還是不巧，分手後兩週左右我的憂鬱情況從谷底稍微爬升上來一點，那時候我意識到自己犯下多大的錯誤而灰心喪氣。不過，我趕緊連絡女友並誠心道歉，拚命說明那是憂鬱症的症狀，勉強取得她的諒解才能走到今天。在那之後也有出現憂鬱症狀加重的時候，因此我會先跟女友說「抱歉，症狀變嚴重了，等我復原再聯絡」，然後有將近一個月都暫時不跟她連絡。

在對對方沒興趣的狀態下就算聯絡，也沒什麼好下場，雖然怕和對方拉開距離，但從結果來說，這樣才是最安全的。如果只因為拉開距離對方便選擇離開的話，表示緣分只到那個程度，放手可能也比較好吧。

坦誠告知病情

似乎有不少人猶豫是否要吐實，我認為應該要告訴對方自己罹患憂鬱症的事。一旦症狀惡化或復發，是不可能隱瞞得住的。畢竟情緒低落的方式與一般的低潮不同，另一半也有警覺吧。何況不說的話，恐怕對方也可能誤會，所以建議明確坦白自己患病的事吧。

我能明白不安的心情。不過，和不能接受憂鬱症的人，還是不要交往的好。不，不用我說，我想馬上就會分手了。無論走哪條路，**不告知對方是不可能建構長期而良好的關係**。

我建議在朋友關係的階段吐實，當然不強迫，只是因為在朋友階段見面或聯絡不會那麼頻繁（當然也要視相處方式而定）。畢竟家人和情侶屬於長久共處的關係，先說清楚比較好。雖然已經說過很多遍，在這裡再次提醒各位，症狀惡化是瞞不住對方的。

20

探索自我

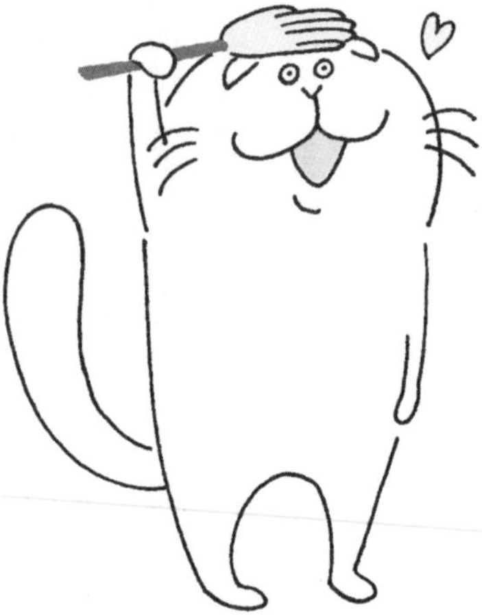

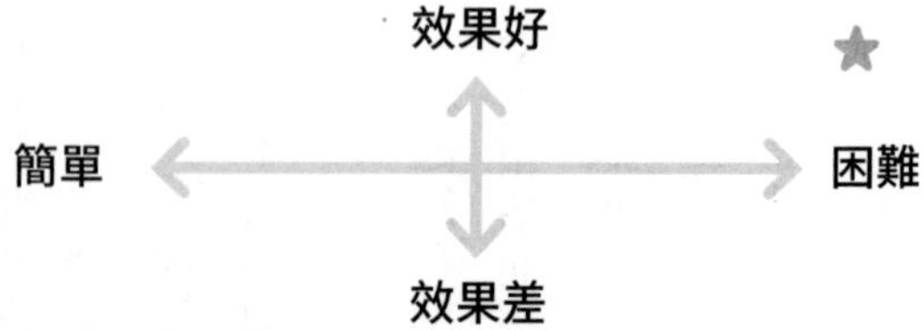

效　果	★★★★☆
簡易度	★☆☆☆☆
推薦度	★★★★★

優　點

知道該做什麼活下去

缺　點

太過哲學容易變得負面

每個人都有喜歡的事、有興趣的事

本書中重複強調過很多次——在憂鬱症的療養期中，盡可能做自己喜歡的事，那麼不知道自己喜歡什麼的人，該怎麼辦呢？我認為這個問題本身就問錯了。**無論是誰都有喜歡的事**，只是是否有所察覺而已。

好比說我在孩童時期超愛玩電動，即使母親說我「別光是玩電玩，趕快去念書」，我也完全聽不進去（笑）。可是，朋友當中也有人說「我本來很想打電動，被父母罵之後就沒玩了」。像這樣被壓抑而長大成人後，就會忘記自己曾經喜歡電玩。就算想找興趣而嘗試各種事情，卻總是興致缺缺。這是當然的，因為真正喜歡的是電玩，卻因為孩童時期受到壓抑，導致現在根本不會去想「我其實喜歡的就是電玩」。

我再舉一個例子，我小學的時候因為臉上有痣，曾經被霸凌。現在想起來，那只屬於朋友間的「捉弄」，不過我內心強烈地堅信那是「霸凌」。明明原因在於臉上的痣，我卻一直以為是因為自己不擅與人交際，所以告訴自己和別人只要保持表面的來往就好，害怕一旦想要深交就會被人背叛。

可是，罹患憂鬱症後開始接受諮商時，我的諮商師對我說：「Hossy，你說自己溝通能力不好，可是依我看你不僅沒有能力不好，還算出色呢。」

其實除了諮商師以外，還有很多其他人跟我說過類似的話。

「你自稱溝通能力不好，根本沒那回事啊～」

雖然難以置信，不過心理專家都這麼說了，我也不得不同意。算不算拿手我還沒自信，至少看來我的溝通能力似乎不算太差。這正是我自我壓抑的實例，我想各位可能也都有類似經驗。

・受到他人壓抑（父母或老師的影響很大）。
・自我壓抑（大多在多愁善感的時期）。

為了找出被壓抑的事情，要去接觸所有你在意的事，並動手實際做做看才行。這時候必須得捨棄成見。如同「我從前以為自己討厭的食物，現在吃了才發現很美味」，以前你認為自己討厭的事物當中，或許隱藏著你喜歡的事。

主動創造屬於自己的獨處時間

要接觸自己所不知道的世界或無法想像的世界，包括有：

- 增加和人見面的機會。
- 接觸藝術。

等諸多方法。不過，這些全都必須外出，對有些人來說難度頗高。若想繭居在家還能達成上述目的的方法，唯獨本書已經提及多次的「看書」。**試著藉由看書來增廣見聞，並且製造獨處的時間吧。**

自己主動獨處和遭社會排擠而變得孤獨的心情真是天壤之別。我認為**要面對自己，絕對需要獨處的時間**。即便你已經在接受諮商，仍需要整理腦中思緒，所以獨處的時間很重要。

現代人之所以得到憂鬱症和自殺的案例增多，我推測和社會環境的大幅變化有關之外，與獨處時間的減少應該也脫不了關係。如果社群網站的使用方式不當，讓自己無意識地處於必須和人時時保持連結的壓力之下，即便想放鬆，當智慧型手機的提醒音效或震動並傳來通知時，想克制住自己不去注意都難，因為我們生活的環境全面陷入了手機中毒之中。

- 收到通知必須馬上回覆。
- 擔憂錯過什麼消息。
- 怕落伍，跟不上時代潮流。

然而，**這些全都是「錯覺」**。我現在經常使用社群網站來發表文章，卻幾乎沒打算與其他人交流，因為對我而言，這才是社群網最舒適的運用方式，所以刻意維持這個做法。剛開始我也很害怕人們會不會忘記我，可是那只是「錯覺」，**即使改變使用方式，世界也沒有任何改變**。

最近我在就寢前一至兩小時，一定遠離所有的電子產品，就是要刻意保留獨處的時間。**哪怕只是一個小時，只要有獨處的時間，精神就能安定下來**。

直到睡覺前一刻都還在接觸智慧型手機的人，請務必嘗試看看，也許一開始會很難，畢竟平時光十分鐘不碰智慧型手機都已經困難無比了（笑）。

小心太過哲學的思想模式會陷入悲慘循環之中

確保獨處時間，和自己面對面，有時候會忍不住陷入哲學性思考。喜歡哲學的人沒問題，可是不喜歡的人容易偏向負面思考，類似「為什麼明明很痛苦卻還是必須活下去呢？」，**一旦身陷這種很難找出答案的問題，事情就大條了！**這種事誰會知道啊？

我們隨緣誕生在世上，最後也隨緣死去，根本不存在生活目的或使命之類。頂多從身為人類這個宏觀的角度來看，可以說是為了繁衍子孫。**既然未被賦予任何使命或目的，自己決定就好。**我任意決定的使命是追求並推廣能輕鬆生活的思考方式。

不曾受誰託付，是我恣意決定的使命，所謂生活的意義或目的，我認為隨自己的意思就好。我之所以能夠有這番體悟，無非就是在獨處中面對自己，不斷從自我理解中而產生的想法。

我在工作上接觸許多人，或直接和人見面的機會很多，發現那些**每天快樂得不得了的人，都是把「做喜歡的事」當成人生目標來生活。**雖然不能各個方面皆均衡發展，但他們不是改善自己的弱點，而是仰賴別人來補強弱項，自己則徹底發揮所長。這些人就是透過充分的自我理解，才清楚自己該前進的道路。

現今隨著網路發展，可以吸收眾多意見是一大優點，卻也同時讓沒有方向的人看見更多選項而無所適從。這樣的人**若能加深自我理解，應該就可以找到自己想要前進的大方向了。**

21

設立目標

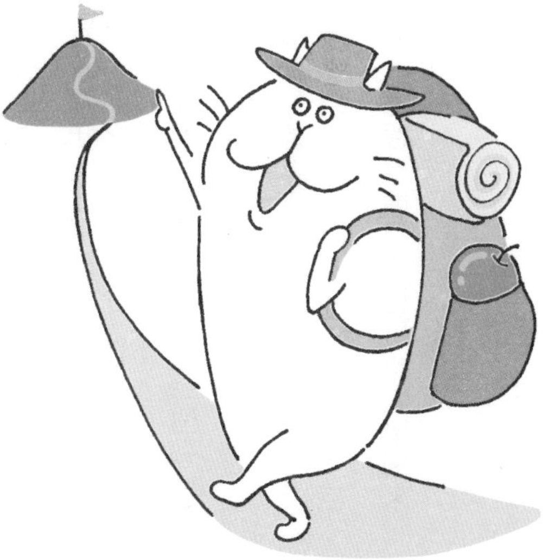

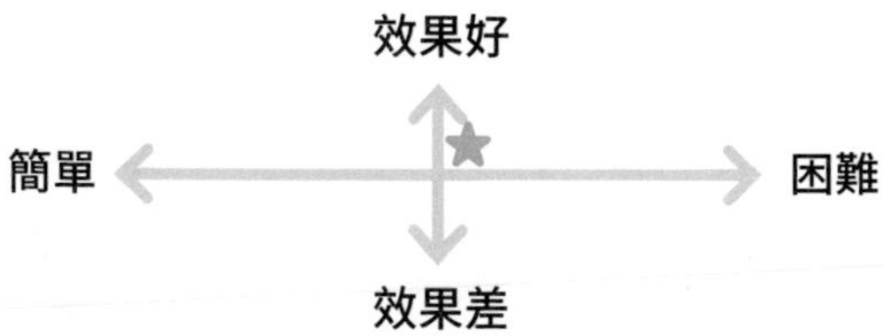

效　果 ★★★☆☆

簡易度 ★★★☆☆

推薦度 ★★★☆☆

優　點

可保持高度動力

缺　點

存在風險，可能有被理想的自己壓垮的疑慮

準備三種不同程度的目標

起頭時要注意，**設立目標會形成心理上的巨大壓力**，但毫無疑問這也會為生活帶來活力，即使處於比較穩定的時期，仍有可能因為壓力而導致崩潰，務必小心處理。

依據心理狀態，有時候我也「刻意選擇不設立目標」，稍後會再詳述。這段請參考看看就好。你可以**準備三種目標**：

- 最高目標
- 妥協目標
- 最低目標

我每次都會準備這三種目標，舉例來說，假設以「每天散步」為目標的話，

- 最高目標：每天散步。
- 妥協目標：一週散步三次。
- 最低目標：一週散步一次。

「最高目標」需設定在要非常努力才能達到的水準，因此如果能夠達標，可以大肆誇獎自己。但要留意像「每天慢跑」這類擺明了是自己做不到的事，千萬不要設定這種癡人說夢的目標。

「妥協目標」則訂在稍加努力就可達成的程度，完成後可以稱讚自己「嗯～這還不錯，**挺努力的嘛！**」。可以參考症狀和身體狀況斟酌調整，以「妥協目標」為基準來想，比較知道如何安排最低和最高，所以建議首先從妥協目標開始著手。

接著介紹最後的**「最低目標」，是完全提不起勁也可達成的程度**。人的狀態不可能永遠維持不變，有時候會有身體不適，也有沒幹勁的日子，再加上**患有憂鬱症，狀況可能不會太穩定**。如果要訂立目標，我認為絕對不可缺少「最低目標」。

目標若是好高鶩遠，小心容易遭受挫折

現在讓我們來探討，當訂立的目標超出自己能力過多時，會帶來什麼結果。尤其是患有憂鬱症的我們心理較脆弱，容易被目標擊潰。

大家可能都曾經接觸過自我啟發的書籍吧，內容不乏為了成功而徹底進行正向思考、及設定不可能的目標並堅信到底等。當然，如果堅信自己做得到並可以付諸行動的話，也許有效果。

不過，罹患憂鬱症的人基本上以自虐型居多，難以對未來的自己有所期待。若要歸類的話，應該偏向悲觀性格吧。對未來充滿樂觀希望的健康人A，與悲觀看待未來而心理坑坑疤疤滿是傷口的B相比，你覺得誰實現夢想的機率比較高？不用問大家也能清楚知道吧。

我不是徹底否定心理勵志書籍的那種人，反而得到憂鬱症之後，體驗到人的信念之強，現在甚至感覺得到「大概有」這類型書中經常出現的潛意識。雖然很

少有好的經驗，倒不乏感覺自己被壞事吸引過去的經驗（笑）。憂鬱狀態下所有想法都非常負面，因此在自我啟發之前必須先復原一些，所以我想無法順利振作也是正常的。

另一方面，也有「不設立目標」的做法

我剛剛才說「要設立目標」，可是現在要主張的事完全相反——**也有一種思維是不設立目標**。當我心理狀態變差而難過的時候，就切換成這個想法。我想不用刻意說明大家都知道，未來會發展成什麼模樣，誰也想不到，可是你知道世界正以超乎想像的速度在變化嗎？最淺而易懂的例子就是「智慧型手機」。

根據日本總務省[3]進行的「平成二十八年（二〇一六年）資訊通信媒體的使用時間與資訊行動的相關調查」顯示，智慧型手機的使用率達七一．三%，只聚

焦於三十世代的使用率則達九二・一%。(27)

發展到這個程度，沒有智慧型手機的人反倒罕見，對以上的調查結果，沒有人會感到吃驚吧。走在路上，隨處可見盯著智慧型手機螢幕的人，反倒可以說這才是理所當然的景象，甚至沒人會留意。

可是你知道史上最早的智慧型手機是什麼時候開始上市的嗎？竟然是二〇〇七年六月，不過才經過區區十多年呢。我已經無法想像沒有智慧型手機的生活，可是追溯到十二年前，智慧型手機根本不存在。像這樣回頭看看，就會發現世界正以超乎想像的速度在進化當中，預估今後十年進展的腳步會更快。

AI（人工智慧）、VR（虛擬實境）、虛擬貨幣等等，有人說相較於網路剛出現時，我們的世界已有爆炸性的轉變。爾後的未來，甚至連五年後不遠的將來，恐怕都無法推想得到。二〇一八年，日本進行名為「勞動方式改革」的運動，加速重新檢視勞動方式的動作，可是，說不定未來二〇二八年的日本人會說「咦？那個時代的人居然還要工作啊（笑）」（應該沒那麼快啦……）。

照這樣推想下去，連一年後進化的速度多快都沒人看得清楚，所以全力專注於眼下該做的事就好，畢竟先訂立的目標在五年後有可能早已過時。

無論如何，與其「一旦決定就照辦」，不如保持彈性，讓計畫與時並進，我想應該就能以良好的心理狀態保持動力。

3 譯注：類似內政部。

22

不要想得太複雜

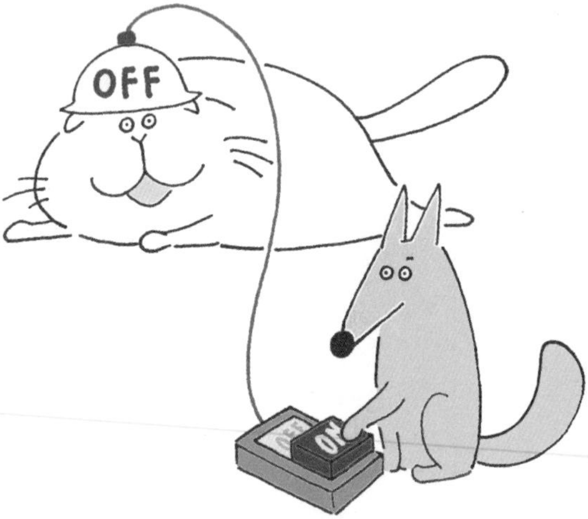

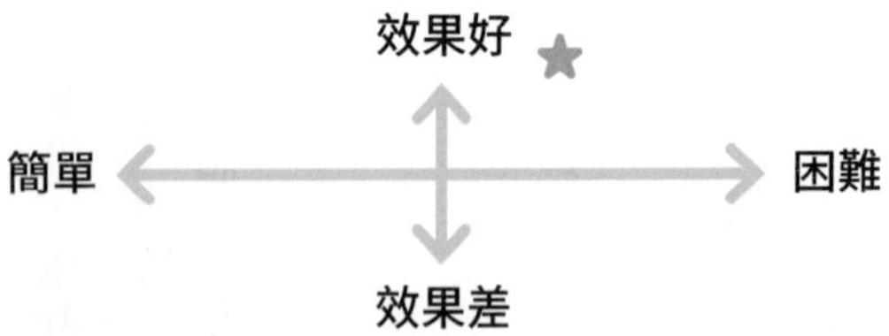

效　果	★★★★★
簡易度	★★★☆☆
推薦度	★★★★★

優　點

容易看見事物本質

缺　點

難以實行

心情不安無法平復，是因為想得太複雜

憂鬱狀態強烈時，常受莫名原因的煩躁擺布，而狀況變好後，則轉變成有理由的煩惱。**一旦產生煩惱，就有接二連三的「不過～」「可是～」「也有可能……」，如樹木伸出枝椏般，衍生出數不盡的煩惱。**

可是，實際寫下來後，發現盡是些不太可能發生的事。**不安的心情變強的同時，視野也會變小，於是以為可能發生的事，幾乎都不會發生。**前面曾提及有句俗語說：「你所擔心的事，有九成都不會發生。」我認為真的是這樣，因為我曾經實際寫出擔心的事，看了之後才發現，真正發生的那一成，都不是什麼大事。

我們對於實際發生的事，大多可以謹慎處理，**卻擔心還沒發生的事而意志消沉**，是由於我們總在不知不覺間，自行放大腦中浮現的虛擬現實的緣故。

推薦「本質思考」

所謂本質思考，是**有效分配有限的時間和資源**，追求「少但更好」的思考方式，老實說，健康的人為了發揮更好的實力或表現也應該學習，不過我將這個想法應用在治療憂鬱症上。

罹患憂鬱症後，力氣和體力都極度減弱，而且復原得很慢。感覺像**整整使用超過兩年，充電效能低的智慧型手機**。不只充電很久，一拔掉充電器，電池馬上就斷電。所以說，當啟動多個應用程式，「什麼都想做」的時候，電池更快沒電，這種思考方式就屬於非本質思考。

「不做不行」「都很重要」「全都可行」——這三句話彷彿傳說中的女妖，巧妙地誘人陷入非本質思考的圈套，為了徹底力行本質思考，必須拋棄這三個謊言，並替換成三種實話：

——不是「不做不行」，而是「決定要做」。

不是「都很重要」，而是「重要的事少之又少」。
不是「全都可行」，而是「什麼都會做，但不會做全部」。(28)

我在剛得到憂鬱症的時候，就是「非本質思考」。

- 不治好憂鬱症不行。
- 運動也要做才行。
- 不開始工作不行。
- 凡事都該盡善盡美才行。

再加上當時認為無論什麼事都必須做到好才行。可是，現在回頭看，發現當時我的生活方式超級沒效率。

首先專注於治療才是最要緊的。工作那些，停擺幾年沒辦法做也沒關係，如果有金錢上的問題，可以投靠父母的人，請不要客氣地投靠父母，沒什麼不好意思的，而且憂鬱症就是一種疾病，還有一些保障制度可以申請。

- 停職中的人有傷病補助。
- 身心障礙年金。
- 自立支援醫療制度。

只要詢問醫生或PSW（精神科社工師），應該都會告訴你。總之先專心治療才是回歸社會最有效率的辦法。罹患憂鬱症的人趨向完美主義，經常急著要求結果，想要同時將所有事情做到最好。

放慢腳步持續治療就好。有了慢慢來的想法，才能加速復原的速度，原因就在於心情的放鬆。我曾經經歷焦急地找工作，結果症狀惡化，因此，**我現在的想法轉變為即使不完美，也以改善憂鬱症狀為第一優先。**暫且集中精力於以下三件事：

1 絕對不斷藥。
2 優先做快樂的事。
3 縮短午睡時間。

「快樂的事」就某種意義來說是逃避現實，就算一直安靜地躺在床上，腦中浮現的卻是對過去的後悔和對未來的不安，像是避開後仍不斷返回的波浪，遲早被永無止盡的思考波浪吞沒。那時我想著該如何能夠停止這些思考，得到的答案是逃避現實，而我的逃避方式就是看書、玩電玩、看漫畫和動畫等。在憂鬱症急性期，黑暗莫名來襲的狀態下，沒什麼餘力享樂，優先做些可以樂在其中的事，我想可能比較好。像這樣，**當生活或腦中都變得「簡單」之後，絕對可以加速復原速度。**

「不要有壓力」比什麼都重要

如果問我「憂鬱症的治療中最重要的是什麼？」，我想答案是「如何讓自己不要有壓力」。雖然人類需要壓力，可是陷入憂鬱的我們卻擁有惱人的特殊能力，**可以把自己感覺到的壓力放大一百倍**。

我們對於壓力的感受性有多高，從精神科醫師加藤忠史的這句話可見端倪：

> 憂鬱症是因為「對壓力的感受度」與「壓力」交互作用而發病。(29)

不要把事情想得太複雜，可減低自己每天的用腦量，就不容易產生壓力，只要減少遭遇壓力的機會，對壓力的感受度也將逐漸減弱。於是，將思考簡化具有減低感受壓力的效果。

23

與人見面

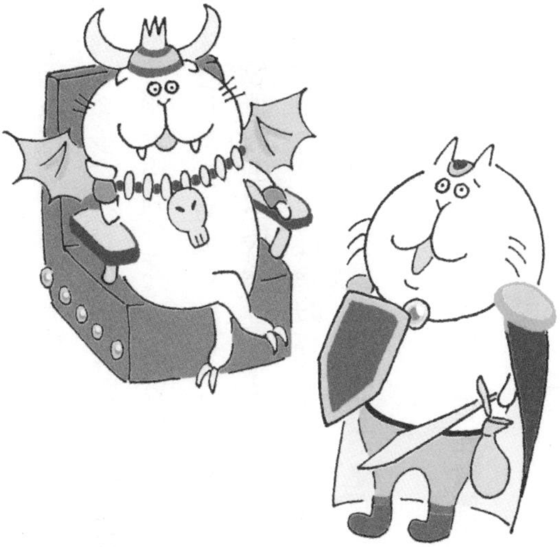

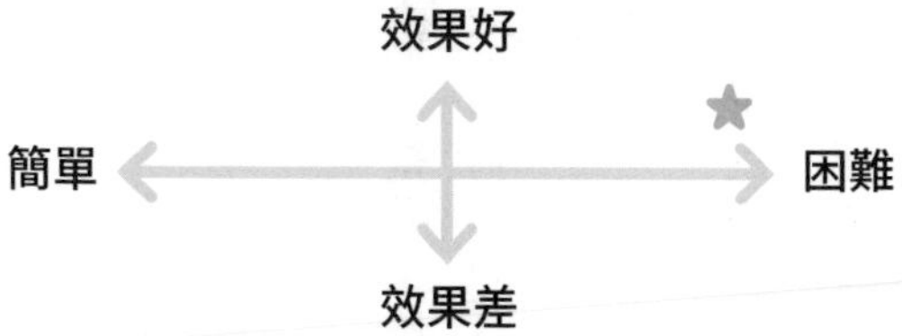

效　果 ★★★★☆

簡易度 ★★☆☆☆

推薦度 ★★★★☆

優　點

可擴展價值觀和世界觀

缺　點

高風險、高回報

與價值觀迥異的人談話，有助於成長

我罹患憂鬱症後，便辭掉工作，現在是自由工作者。自由工作者無論好壞，都屬於個性派，沒有所屬群聚，每個人都有自己的堅持，老實說也有麻煩的一面，不過因為每個人的價值觀獨特，真的讓我學到很多。在公司上班的時候，聚在一起的人多少有些類似，說話的內容也總一成不變，是有某些好處，但只是學到很少。離開公司到外面，才發覺自己只是有意識地來配合那家公司的文化而已。

週末參加讀書會或在社群網站積極發送訊息的人另當別論，可是，大多數的人週末只想讓因工作疲累的身體休息而睡掉整個假日。

自由工作者可用玩樂的心情遇見新的工作夥伴，所以不太有自己是在工作的疲累感，像這樣**在沒有壓力的狀態下建立人際關係，而且各有各的價值觀，形成非常有趣的世界**。

雖然看書也可以增廣見聞，**但和實際上與人見面互動所得到的資訊，品質大**

不相同。因此兩種管道並行將可獲得最多成長。

建議只和網路上有聯繫的人見面

我唯獨不建議和未曾有過訊息互動的人見面，因為無從得知對方是什麼樣的人。社群網站是情緒如漩渦般激烈混亂的世界，很難騙得過人，就算有些人看起來舉止得宜，只要得到大量負評馬上就原形畢露。**對方是什麼樣的人，只要看社群網站的發文內容大致可以想像得出**。當然，過於盲目相信也很危險，應該當作參考就好，雖然這樣做有點像偷看別人日記的感覺，但我認為可以進行準確的分析。就我的經驗來說，目前從沒錯估過。

一般認為和網路上認識的人見面很危險，**其實在現實世界中認識人才危險**。在對對方一無所知的狀態下，很容易無意識地以對方的表情和動作進行判斷，而省略了分析。

網路上「正因為只能看見文字」所以才可以專注深入地觀察對方，因此比現實交友的風險更低，這是我的感覺。

與人見面仍會產生一些壓力，所以要小心

隨著價值觀的開展，視野因而寬廣，壓力也跟著減低，不過與平時不碰面的人見面，任誰都會感覺有壓力，何況罹患憂鬱症的人，恐怕壓力達十倍以上。有時候見面的人如果不理解憂鬱症，說不定光單純聊聊天就可能受傷，因此帶來的效果是高風險、高回報。

透過改善憂鬱症症狀，可以減低風險，無論如何，其他的辦法也是一樣，請和精神科醫師邊商量邊進行。

24

有錢

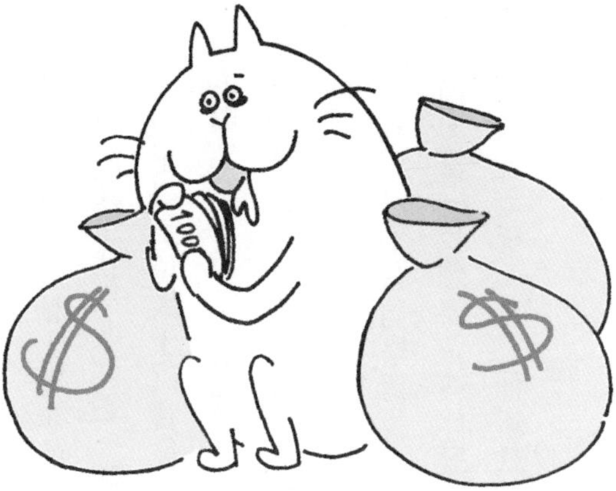

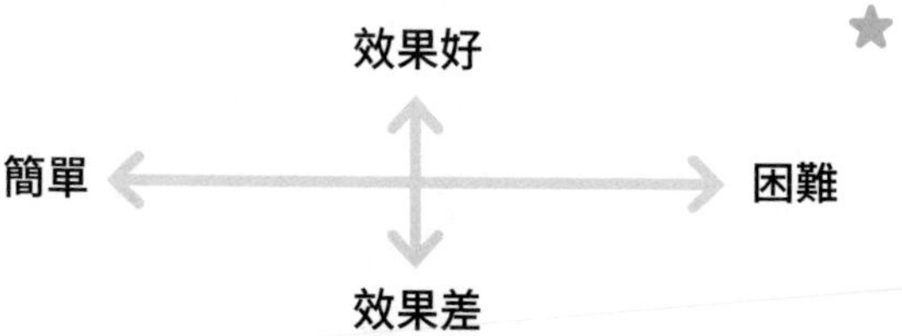

效　果	★★★★★
簡易度	★☆☆☆☆
推薦度	★★★★★

優　點

擁有無法言說的
強大魅力（笑）

缺　點

（似乎）擁有太多
又會感到不安

沒錢會感到悲慘

在這裡就不說場面話了，沒錯，錢是必需品！

偶爾會在社群網站上看到有人發表「健身可治好憂鬱症」或「用強勢幹勁來治癒」而引發大量負評，但說「用錢治好」的人卻不太受攻擊。我的「療鬱象限圖」在推特的瀏覽數（時間軸上顯示的次數）突破四百萬，意思就是超過四百萬人在看。可是，目前為止我只收到過一個意見說「用錢治不好憂鬱症喔」，我記不清確切的細節，只記得那位人士確實從事股票交易，還是靠FX（國際匯兌）賺到一生不愁吃穿的財富，卻沒治好憂鬱症。

用健身或強勢幹勁治癒憂鬱症的人極其稀少，而且難以確定真的是靠這些才治癒。理論上錢也一樣，不過或許錢讓人感覺到它自身不凡的力量。

人不能沒有錢，日本有句格言說「貧則鈍」，意思是人一旦貧窮，即使聰明人也會變得愚鈍。當「我想要做些什麼」時，若受制於金錢的話的確很可悲。比如說，假設你喜歡玩電玩，有三種新款遊戲同時發售，可以的話你全都想要，可是這個月手頭緊，只能精挑萬選出一個，這樣是不是就產生壓力啦。

假使手頭寬裕的話，全部都可以買下了吧（笑），像這樣連買東西都受到侷限，壓力就會從小地方逐步累積，何況罹患憂鬱症而無法工作，壓力自然不僅止於此，有領傷病補助或身心障礙年金的人還好，沒有的人除了靠家人之外別無他法。生病明明沒什麼好丟臉，卻有絕大多數憂鬱症患者本身也認為這是「丟臉的病」，而飽受罪惡感的折磨。我透過網路認識一位男性憂鬱症病友，曾說過這樣的話：

「這個月沒錢，所以想停掉定期回診。」

眾所周知，不去醫院回診就不領不到藥，所以這句話無異於「停藥一個月宣言」，當然，在那之後他整個人就垮掉了。

「健康人的沒錢」和「憂鬱症病患的沒錢」等級完全不同，因為無法工作，就不會有收入，而且又一直花錢回診，然而，**財務方面的問題可試著申請多項補助，來保障基本生活**，請務必多加研究。

給病患金錢可以減輕憂鬱

有論文報告「對一百名重度憂鬱症患者提供七個月的**金錢支援，發現可大幅改善憂鬱症或不安、社會網絡及自我意識**」(30)。當時網路新聞大肆報導，一時蔚為話題。

或許有人會說：「什麼嘛！用錢可以治好的話，治憂鬱症也不難嘛！」

不過，作家橘玲氏則指出：

> 最近幾年針對幸福度進行過各式各樣統計調查，結果顯示錢會降低幸福度，但這不代表「有錢就無法幸福」，而是「過度在意錢則不幸福」。（中略）不過這也不表示「錢不能帶來幸福」，基於各種進化論或心理學，感覺幸福非常困難，而其中最能夠確實提升幸福度的方法，還是變有錢，實現「經濟獨立」。(31)

人對幸福有各種定義，完全按照別人說的「你要這樣才幸福喔」而感到滿意的情況很少，就算效果因人而異，一般都能理解錢能帶來幸福吧？這不是像魔法般的效果，**而是單純因為只要有錢，工作和遊樂的選項都增多。**

理論上「因為沒錢會限制自己想做的事＝感覺有壓力」，而壓力減小的話，幸福度自然會提升，即便提升的程度有限，仍可以說有錢確實多少能感到幸福。

健康人的幸福與心理疾病者的幸福，基準不同

聽到「錢不能讓人幸福」這句話，無法引發抱病的人共鳴，我想也是理所當然。如同前面多次寫到如果病人無法倚靠任何補助，因為本身不能工作，光是

- 定期看醫生
- 生活費

這兩點就足以將存款花費殆盡，就算窩在老家可以生活，也沒得存款。那是自然，即便塞緊排水塞，只要沒水流進水槽，就無法存很多水。

於是**不知不覺間，「只要可以做到這個就很幸福」的基準快速降低**。相對於健康人用錢買的幸福可能是名牌之類的，但當內心生病時，就轉變成平凡的東西：

・新款智慧型手機
・新衣服
・愛吃的零嘴

可是，定期回診的醫藥費和生活費已經捉襟見肘，實在無法出手，乍看幸福的基準低似乎是好事，不過混合「認知扭曲」後，思考趨向「連普通人輕易可以買的商品，我都沒錢買，是因為無法工作吧！我真是毫無價值啊……」而陷入惡性循環，最慘的是買到時的高興轉瞬即逝，對於提升幸福度似乎沒什麼效果。**雖**

然幸福的基準已經降低，卻因為對幸福的感覺變遲鈍，所以並不覺得那麼幸福。

由於以上所述，我覺得雖然「錢」對憂鬱症有效，卻同時也是讓憂鬱症惡化的重要因素。

對錢太過不安，所以過度寄望錢可帶來的幸福

就如前段所寫，有錢的確可以享受某部分的幸福，可是並不能獲得大部分的人所想像的「消除所有不安」那般幸福。如果有錢就能幸福快樂的話，國外的富豪們卻還得憂鬱症或自殺就說不通了。我不是富豪，所以終究只是推測，想必他們一定有「有錢人才有的煩惱」。

在工作上我認識一位非常有錢的人，因為賺太多，遭到同業的人嫉妒，於是他搬到人煙罕至地方居住。住宅的保全細如密網，一般人無法輕易進入，我獲得信任而得以受邀去他家裡，卻讓我萌生「太有錢未必是件好事」的想法。我試著

幻想自己擁有數億日圓的資產，的確感到在快樂的背後，存在著失去的恐懼。

稍微研究一下金錢的歷史就會明白，錢不過是將信用數值化的東西，即便如此，在現代社會要想生活下去，錢還是不可欠缺的。雖說日本已經很少人餓死，對錢的不安感卻超乎想像的大，我也是在得憂鬱症不能工作之後，經歷貧困而感觸良多，在網路上就算看到「好想要」的東西，想到「現在買下這個，下個月就無法生活」而放棄，那感覺真的很悲慘。

光是沒錢就足以讓精神不安，話雖如此，過多或太少都不行，這樣的情況應該也不只限於錢啦。

CHAPTER 3

簡單但效果較差的抗憂鬱方法

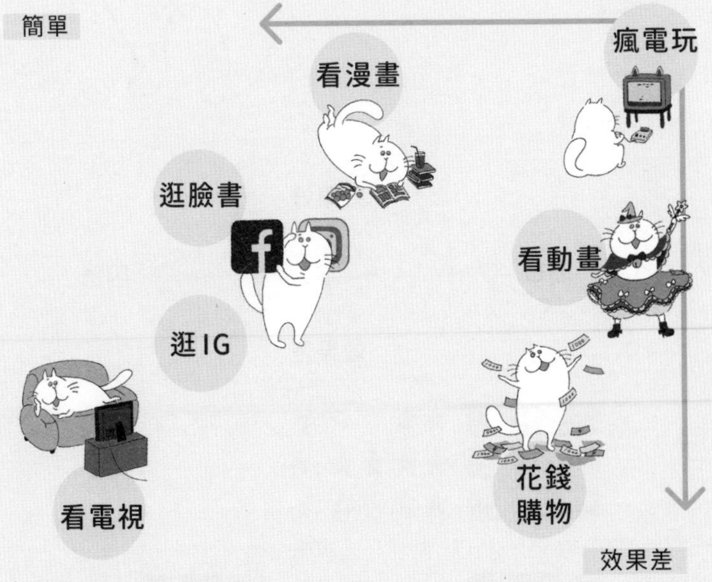

25

逛臉書和IG

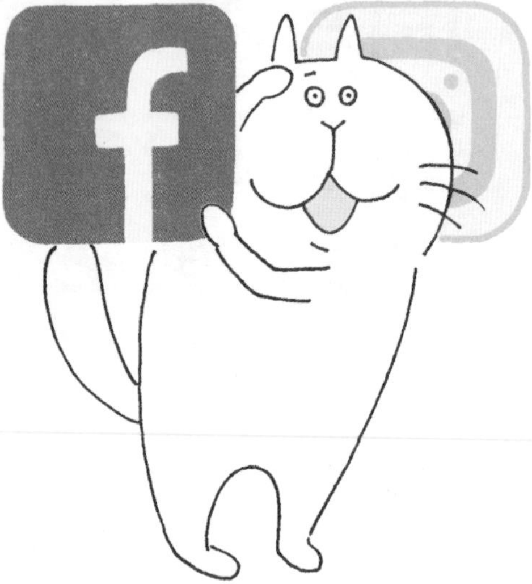

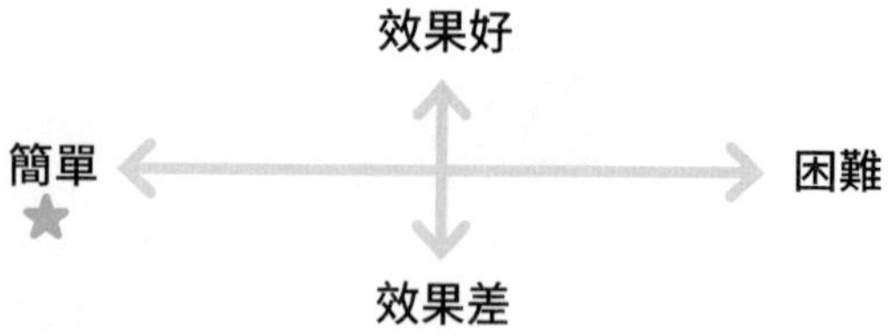

效果	★★☆☆☆
簡易度	★★★★☆
推薦度	★★☆☆☆

優點

（臉書）基本上會用真實姓名與照片，感覺很安心

缺點

（IG）因別人的放閃而得內傷

臉書、IG是分享日常生活點滴的好地方

現實生活過得很充實的人被稱為「現實充實」，簡稱「現充」。印象中臉書和IG都是為現充而設的社群網站，我想只要用過的人都知道，臉書以「和朋友」、「Tag很多人」、「耶～」這類貼文最顯眼，IG則以漂亮照片或名流照片著稱，兩者都散發出非常正向的光環。

IG必看寵物照

IG有主題標籤（hashtag）功能很方便，在字串開頭加上「#」，像是搜尋「#狗」，就會列出一大串狗的照片，我想看到動物還會憂愁的人不多，所以超推。「效果好／簡單」中「養寵物」的段落也曾介紹過，有研究報告指出「罹患高血壓的飼主與狗生活後血壓下降了」，實際上一起生活最好，不過光看動物感覺

「好可愛～」也效果十足吧。

搜尋關鍵字後，若發現有人持續發出多篇感覺還不錯的貼文的話，請務必追蹤，ＩＧ類似自製雜誌，你追蹤的人貼文會排入時間軸中，而且愈用會愈接近「你專屬的最佳時間軸」，所以建議討厭的東西絕對不要看，一旦去看或碰觸討厭的東西，ＩＧ演算法就誤以為「這是你的喜好啊」，而大量顯示給你看也不一定，感覺就像在捉弄你一樣（笑）。

臉書沒有特別的主題

我想各位都知道，沒錯，臉書實在沒什麼主題貼文。現充貼文之外，商業取向的貼文也很多，沒有極推必看的有趣貼文，也找不出善加活用的方式。若要說臉書和推特或ＩＧ不同的地方，應該就在於方便組社群吧，也就是用臉書社團（group）功能，比方說其中就有喜歡寫部落格的人組成的社團，所謂的優點大概也就這樣了吧（笑）。

26

花錢購物

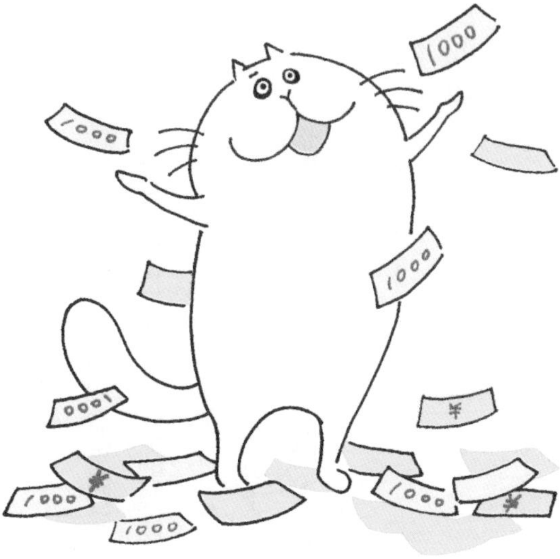

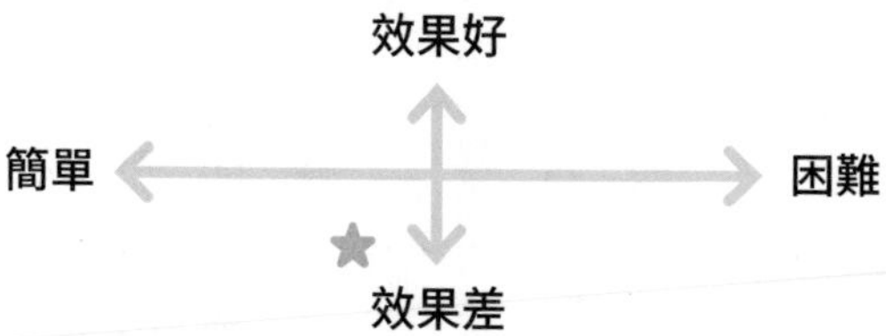

效　果 ★☆☆☆☆

簡易度 ★★★☆☆

推薦度 ★★☆☆☆

優　點

（暫時）消除壓力

缺　點

變成身無分文也說不定

按下結帳鍵時，會產生快感

得了憂鬱症就不能或不想外出購物，大多會選擇上網買東西，我大約九〇%以上是用亞馬遜（Amazon）購物，就連洗髮精等日常用品也一樣，即使比較貴一點仍照買不誤。我買最多的類別是「書」，而且經常買「推薦你可能喜歡」項目裡的商品，應該是已購買清單和瀏覽清單向亞馬遜端洩漏了「這個人的喜好偏向」。

仔細想想，**自己淨買了些沒必要的東西**，按下結帳鍵的時候心情最好，但那份好心情只持續到包裹打開的瞬間為止，等回神的時候，商品已經布滿灰塵了。

我的對策是不要開啟亞馬遜的網頁！（笑）但也只能這樣囉。亞馬遜常常舉辦非常誘人的拍賣，讓我極度糾結困擾。

東西增多，反而會累積壓力

家裡堆放的東西一多，房間的空間忽然感覺變窄小，而感到胸悶難受，這時只要好好整理一番，對頭腦和身體都是很好的運動，想著該從哪裡整理？這東西要收在哪？等等。打掃看似簡單，其實算是相當重度的勞動，反正不用外出，累了馬上往床上躺就ＯＫ，優點在於可以隨時開始，隨時停下。

想提醒各位小心，**就算沒整理好也別自責**。因為整理好壞與否無關乎憂鬱症，有的人就是不擅長打掃。

衝動購買的東西，幾乎都沒在用

我也不能說別人（笑），我自己衝動買來的東西，現在還在用的不超過五％吧。只要冷靜下來想一想，應該就會知道是不是真的必須要買，可是人總在按下結帳鍵之前，拚命將購物這件事合理化，說服自己非買不可。

購買生活必需品時，我們相對比較冷靜，不太容易衝動，原因可能是我們知道生活上有其需要，若換作是「生活上沒必要卻想要的東西」時，就另當別論了。好比說我在家裡工作，所以會在意周遭日常的聲音，我需要的是「具有隔音性能的東西」，耳塞也好，有降噪功能的耳機也可以，不過應該不需要超過需求的昂貴商品吧，我其實用兩千日圓的耳機就已經非常滿足。可是，在理解到這個事實之前，我早就買了：

- 五千日圓的耳機
- 一千日圓的耳機
- 一萬日圓的頭戴式耳機
- 兩萬日圓的頭戴式耳機

以上這些耳機了……在花錢當下恐怕有「既然要買就買好的」心理作用，明明清楚沒有那麼高的需求，卻說服自己「反正都要用」，而買給自己較高價位的商品，或許只是想陶醉於使用高檔貨的感覺罷了（笑）。

正如意料之中，除了最新買的兩千日圓的耳機之外，其他的使用率都相當低。**那個一萬日圓的頭戴式耳機，剛剛才想起來有它的存在呢**，好像有半年沒用？應該有一年沒碰了吧？然後就陷入自我厭惡。

說真的，要小心提防購物，它是惡魔啊，惡魔。

27

瘋電玩

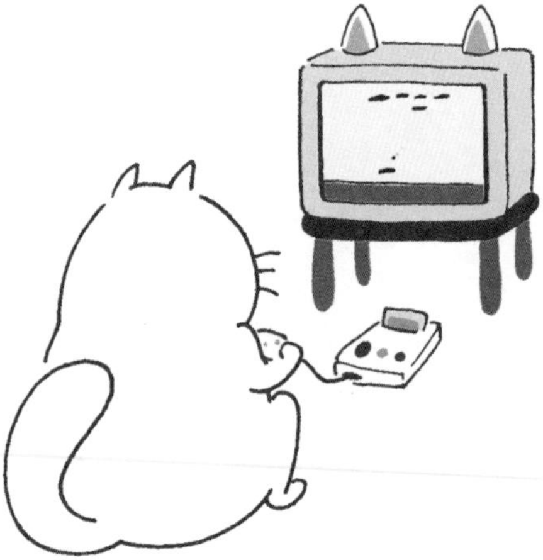

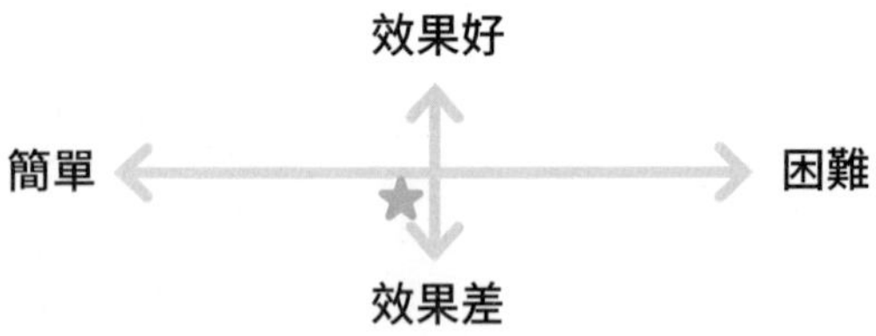

效 果	★★★☆☆
簡易度	★★★☆☆
推薦度	★★★★★

優 點

過關花費時間長，
CP 值高

缺 點

容易累

電玩、漫畫、動畫三者大比拚，電玩還不錯

雖然是我在沒有任何數據資料佐證下的個人觀察，但在電玩、漫畫、動畫中，相較之下比較不錯的是電玩，理由在於電玩**進行的速度比其他兩者來得慢**。看漫畫單行本一本的速度很快，動畫的速度稍微慢一點，可是頂多差不多三十分鐘，電玩的話呢？三十分鐘左右大約是新手教學結束，剛學會操作的階段吧？（笑）

而且，最近的電玩和以前的相比，比較沒花那麼多心思在故事編排上，反倒是偏向享受操控快感的類型，像是有很多格鬥遊戲電玩，根本沒有所謂的故事情節存在。

在虛構的世界裡，可以遠離痛苦的現實是最棒的，可惜**往返於現實↔非現實之間會讓精神覺得疲累**，正因為這樣，非現實感比其他少（因為進行得慢）的電玩算是比較好的。

小心不要太過沉迷於手機APP遊戲

手機不同於Playstation這種固定式遊樂器，隨時隨地都可以玩APP遊戲，開機時間又短到轉瞬即可，加上多是單純操控型的遊戲，一不小心沒多想就玩起來了，大多是屬於「要消耗剩下的精力值」遊戲。

可能有人不熟悉手機APP遊戲，我先說明一下，手機遊戲裡去地牢打倒敵人會消耗「精力值」，每種遊戲設定不同，全程大約玩三小時左右，精力值就會耗盡。**恢復方法和人類一樣，就是休息幾小時（不玩遊戲）**。和現實不一樣的地方在於，只要花錢就可以瞬間恢復體力（笑），不只恢復精力值，稀有寶物也是只要花錢就能買到，所以聽說很多人太迷手機APP遊戲而所費不貲（我也有經驗）。

在執筆本書時，正巧看見新聞報導WHO已認定遊戲依存症為「精神疾病」了。

遊戲依存症是因過度沉迷智慧型手機等遊戲而影響正常生活，已認列為國際疾病並命名為「遊戲障礙」。世界衛生組織（WHO）於（二〇一八年六月）十八日公布列入更新版國際疾病分類（ICD-11）最後方案中。(32)

再次引用自身也有憂鬱症的作家麥特．海格的小說裡，有以下的描寫：

在地球上，「瘋狂」的定義似乎是非常模糊不清且不一致的。在某個時代被認為正常的事，但在另一個時代卻會被視為瘋狂。遠古時期的人類全身赤裸四處行走也不會惹出任何問題。而現在，只有生活在潮濕的雨林區的某些人類，依舊是裸體過活。所以我們可以做出一個結論：瘋狂有時是時代的問題，有時也只是郵遞區號的不同罷了。(33)

不只電玩，過於依賴某物而破壞日常生活作息都不好，不過「遊戲障礙」這個標籤又如同「瘋狂」的定義，可能單純只是時代的問題，有時又只是郵遞區號的不同罷了（笑）。

只不過我覺得「遊戲障礙」的認定似乎不合時代，一一解釋恐怕長篇大論也說不完，在這裡容我省略說明，大概有下述幾個原因：

- 電子競技（e-Sports）的普及（遊戲競技，國外會舉辦大賽，設有獎金）。
- YouTube或Twitch等播放遊戲實況的環境齊備。
- 與虛擬貨幣相關的遊戲蔚為流行。

我想表達的是「以遊戲賺錢的環境」已經近乎成熟，我覺得這比現在的YouTuber更有前途。

棒球社的少年不會被說「棒球依存症」的原因，應該在於大家認為那是健康又健全的活動吧。遊戲依存症也是由於一般認為現在遊戲不具任何生產力，等日後「可賺錢的環境普遍成熟」時，世間的眼光說不定也會跟著轉變。

28

看漫畫

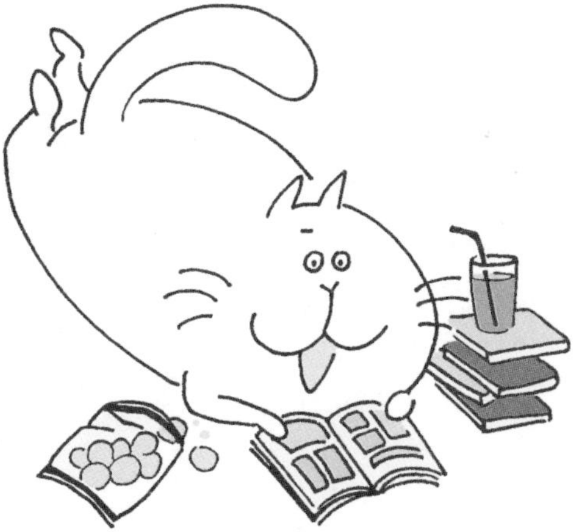

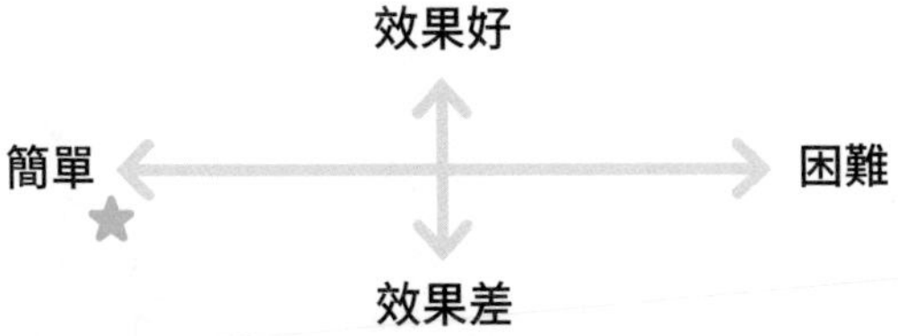

效　果	★★☆☆☆
簡易度	★★★★☆
推薦度	★★★★★

優　點

比電玩或動畫容易做到

缺　點

很花錢

看漫畫最方便！

在簡便性上，看漫畫比電玩或動畫都更強，紙張可啪啪啪快速翻動，「啟動」的程序也不過「翻開書頁」而已，**無論開始或停止都比另外兩種更簡單**。難度高的地方是必須出門去買，不過最近也出現了電子書，點擊購買再下載就行了。

而且，我個人覺得**漫畫是可增廣見識的媒體**，文章的話多半陳述筆者一個人的意見，漫畫則是書中人物各有意見，而且，有些連載故事會描寫到很深的人際關係。

應該很多人會主張「漫畫是我人生的寶典」吧？我很喜歡文字，不過最近「為了學習」而開始看起漫畫，所以喜歡漫畫的人不用妄自菲薄，建議繼續看喜歡的作品。

問題在於很花錢

一本單行本大約四百至五百日圓，所以看完全套故事所費不貲。如果是很喜歡的作品當然沒問題，可是如果只是為了逃避現實或消除壓力而隨便亂看的話，費用就是一大缺點了。我的情況是雖然喜歡看漫畫，卻又心疼花太多錢，對於開始的第一集總是很難爽快買下（笑）。

還有，亞馬遜上賣的Kindle版漫畫（電子書）偶爾有一至三集免費的活動，那個真的很恐怖，千萬要小心為妙。因為不知不覺就把後面的集數也買了下去。

稍後在動畫的章節會介紹一些月費制服務，可以讓重度使用者省下一點錢。

別看情節設定過度負面的漫畫

雖然漫畫不如動畫嚴重，仍要小心不要太過投入故事當中，即使知道劇情純屬虛構，但「劇情太過負面」的漫畫還是會影響到精神層面。說不定不知不覺間，你的雙腳已經深陷黑暗泥沼中了。

推薦「看漫畫學○○」系列

「看漫畫學○○」系列超棒，主要為「對某個主題有興趣，卻不擅於讀太多文字」的讀者而設計，讀完**足以大致掌握整體，很適合當作讀艱深書籍前的導讀**。

- 雖是名著但內容很難懂。
- 雖是名著但篇幅卻很長。
- 古文用詞艱澀難解。

以上書籍，尤其推薦先讀漫畫作為入門磚。

29 看動畫

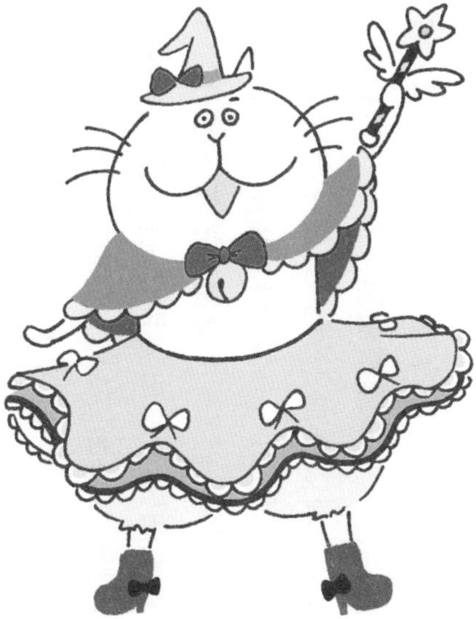

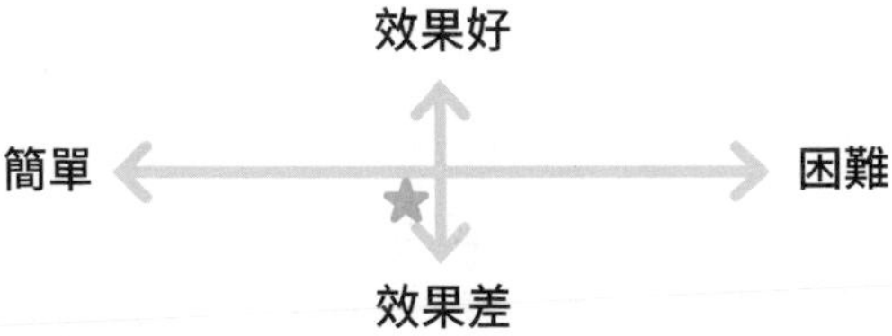

效　果 ★★☆☆☆

簡易度 ★★★☆☆

推薦度 ★★☆☆☆

優　點

能以最不用腦的方式來逃避現實

缺　點

太沉迷會搞壞身體

太入迷而無法脫離動畫世界

動畫可同時滿足人的視覺和聽覺，且故事性高，比起電玩和漫畫，動畫更容易讓人著迷，可以說動畫引人入勝的功力比電玩和漫畫強數十倍。這本來是優點，可是對憂鬱症患者來說，一不小心就會變成缺點。

我曾在憂鬱狀態下超迷《罪惡王冠》（ギルティクラウン）這部動畫，故事描述內心脆弱的主角起身迎戰強大的敵人，內容包含愛情和人際關係。一開始主角能力非常薄弱，最後卻聯合所有夥伴與強大的敵人對戰，結局是極致的幸福快樂……才怪，當然不可能，但是一部很有深度的動畫，有興趣的人一定要找來看。嗯，不過，這部動畫實在不能推薦給在憂鬱狀態的人啊。

我也說不上來究竟為什麼，只記得當時被男女主角的想法深深吸引，男主角很軟弱，我並不喜歡，女主角也沒有特別討人愛的特質，卻莫名地令我無法自拔……對我而言，是「創傷級動畫」。

在憂鬱狀態下思考能力會衰退，動畫的優點是比漫畫或電玩更容易理解，但也是可怕之處，只要戴上耳機，就可以和現實世界完全隔絕。未來若引進VR之類的虛擬實境技術，不知道會變成什麼模樣，實在有點擔心。

搞笑動畫最適合

在漫畫的章節我也提過，動畫也最好別看太過刺激的內容比較好，尤其劇情如果太寫實會很不妙，像我因為工作關係罹患憂鬱症，恐怕會導致過去經驗重現，所以**一定要慎重選擇作品才好**。

我推薦**沒有故事性、描寫日常搞笑這類的動畫，可讓人心情愉悅**。我個人覺得雖然內容平淡無奇，但卻很好看的是《男子高中生的日常》（男子高校生の日常），正如片名所示，內容描寫男高中生無聊的日常，是一部男生看了會產生很多共鳴的作品。擁有高人氣的搞笑動畫，像是「銀魂」（銀魂）之類的也很不錯，當中包含諷刺社會的橋段，雖然很有趣，不過和我調性不合，後來就沒看了。

可惜的是，搞笑動畫很明顯地有合與不合口味的問題，還有很多低級的搞笑動畫動不動就扯上黃色笑話。順帶一提，我就偏好低級的黃色幽默（笑）。

使用月費制動畫訂閱服務，多少可省下一點錢

動畫和漫畫同樣很花錢，租ＤＶＤ比較便宜，可是憂鬱症患者要外出又是一道難關，所以可能很多人乾脆就使用亞馬遜來觀賞，在這裡我推薦幾個月費制動畫訂閱服務。

- dTV
- Hulu
- U-NEXT
- 亞馬遜Prime影音（Amazon Prime Video）
- 網飛（Netflix）

對動畫愛好者來說，似乎各有欠缺的作品而不甚滿意。**我的目的只在於用來逃避現實，娛樂程度的話，用哪一個都沒差。**

我最愛用「亞馬遜Prime影音」，除了動畫之外還有很多電影，而且我幾乎都用亞馬遜買東西，所以**乾脆連身帶心都奉獻給亞馬遜了**（笑）。

30

看電視

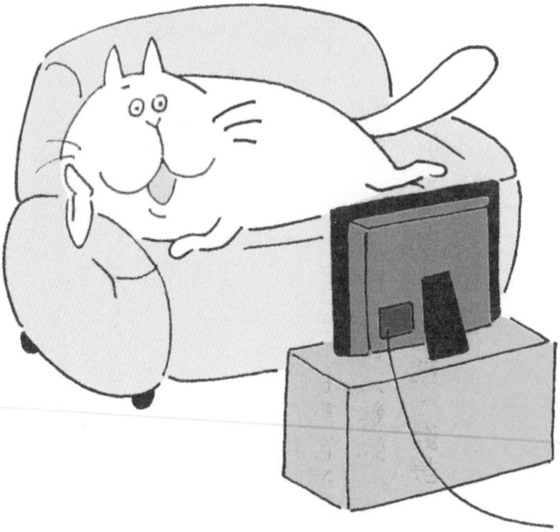

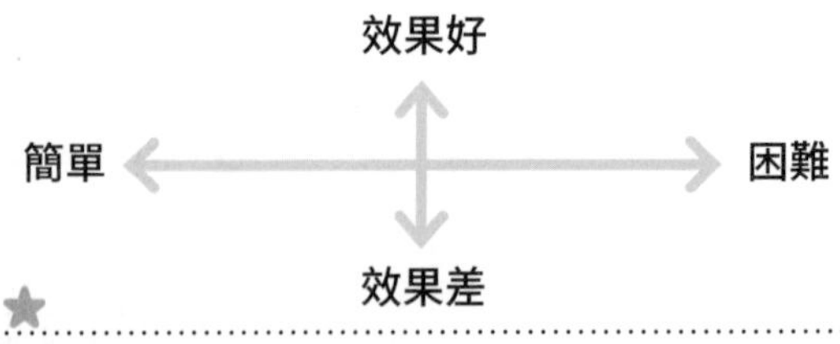

效　果 ★☆☆☆☆

簡易度 ★★★★★

推薦度 ★☆☆☆☆

優　點

可以找到聊天的話題

缺　點

因負面消息而受傷

小心電視裡有很多負面內容

電視節目製作重點在於「希望觀眾愈多愈好」，所以經常播放很多聳動的內容，像是意外事故、外遇或爆料和我們生活毫不相干的名人隱私等等，有句話說：**「別人的痛苦就是我的快樂」**，看到萬事亨通的人失足可能會產生某種樂趣吧。

不過，**某人的失敗並不代表我們成功**，只是看似相對變成優勢罷了，我們的人生並沒有任何改變。而且，請仔細想想，貶低他人獲得快樂的時間能持續多久？之後不覺得很空虛嗎？

我想大家多少都已經察覺自己沒有任何改變的現實，只是害怕面對它而已，為了逃避，總愛不停去追某人的醜聞來看。**可怕的是，這些一連串的行為都在無意識中進行**，也因為「沒意識到」，所以可能也不知道這些就是讓自己煩躁不快的原因。

不要放任自己成為沙發馬鈴薯

我認為若是自己是有意識地決定「看」或「不看」就沒問題，**最糟的是無意識地發呆，有眼無心只是盯著而已**。不限於電視，像在上網時觀看這些內容除了浪費時間不說，不知不覺間可能身心都沉浸在負面資訊裡動彈不得。

我都將自己想看的節目錄下來，看錄影的話，只侷限在節目播放時間內接收資訊，一小時節目就只看一小時，三十分鐘就三十分鐘，播完強制結束。

「隨便看一下電視，等想動的時候再來收拾吧。」

「看完預錄的三十分鐘後，就來收拾吧。」

你想在哪一種情況會好好地動手整理呢？應該不用說了吧。

CHAPTER 4

困難又效果較差的抗憂鬱方法

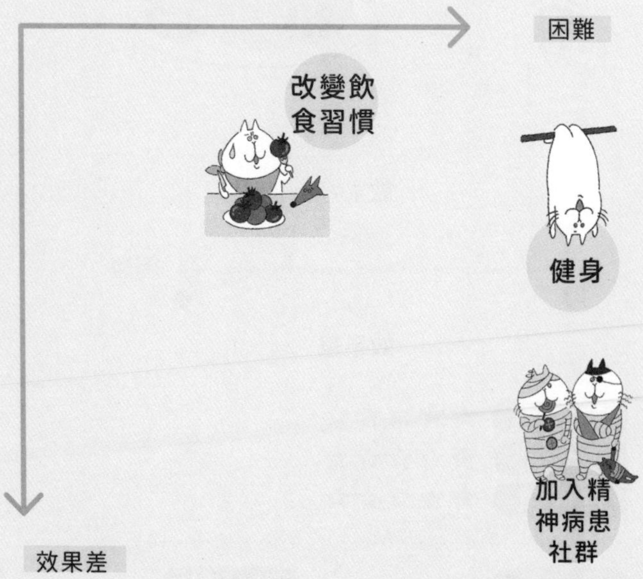

31 改變飲食習慣

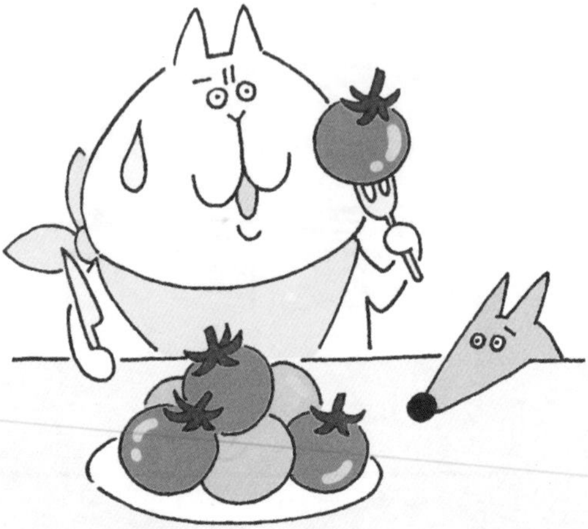

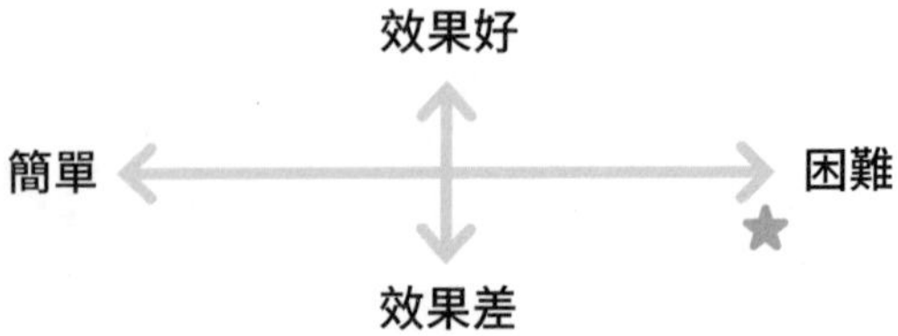

效　果	★★☆☆☆
簡易度	★☆☆☆☆
推薦度	★★☆☆☆

優　點	缺　點
身體可能比較不容易疲勞	麻煩又花錢

懶得做料理而失敗（笑）

常聽人說「改變飲食習慣很有效」，與其說對於憂鬱症，不如說對所有人都很有幫助。大家都知道，健康的飲食總讓人覺得少了點什麼，除了味道清淡之外，又吃不飽，不會有「吃得過癮！」的感覺，所以留下不滿足的印象。寫到這裡，我發現我的胃似乎還很年輕而略感欣慰（笑）。

只不過，據說人類花費超乎想像的能量在「消化」這件事上，所以我想體內累積的損傷確實不容小覷。《26小時電視》的主持人塔摩利在主持節目的時候都不敢進食，一度成為話題，據說他是為了防止自己想睡或疲累才不吃東西，看來塔摩利早就知道消化活動不簡單。

在這裡想提醒各位留意，**從血糖的角度來思考，不吃飯對身體非常不好。**

最近對沒罹患糖尿病的人在體內發生「平時很正常，『僅餐後短時間』血糖值急遽上升」的現象，也就是做了關於「飯後高血糖」的研究。（中略）

根據實驗結果顯示，一名三餐正常規律進食的人，一旦不吃早餐，也會在午餐之後出現「飯後高血糖」，如果早餐和午餐都不吃，晚餐後會發生更嚴重的「飯後高血糖」，也就是說，隔一段時間完全不進食之後再進食，更加容易引起「飯後高血糖」。
要消除「飯後高血糖」的重要關鍵在於，就算再忙也要規律吃三餐。(34)

就血糖值的角度來說好像吃比較好，可是對人類來說，消化是很累人的一項活動，所以也有提倡一天吃一餐或兩餐比較好的說法，關於這部分該如何拿捏，老實說我也不知道，專家們的主張又各自不同。

除了「吃」的觀點，我們也從「做」的觀點來想想看吧。

每一天要做根本不喜歡的料理是很辛苦的，我單身所以還算好辦，不過有家室的人就困難重重了吧。要思考健康的菜單，會瓜分掉太多製作的精力，其他該做的事只能草草了事，因而責備表現不佳的自己，這麼一來反而弄得心理不健康。太過追求身體健康卻導致遠離心理健康的話，簡直是場悲劇，如果可以用調理包快速達成健康的話最好，可惜現實沒這麼簡單。

不能吃喜歡的食物就是種壓力

在克服了憂鬱症的急性期，精神稍微恢復一點後，「**吃」成為唯一像是興趣的事情**。享受美食，任誰都會感覺幸福吧！健康的食物如果符合自己的喜好就能大快朵頤，可是像我剛才所說，食物不合自己的口味，就不會有飽足感，若只是為了健康而「忍耐」著吃的話，我想恐怕會造成壓力。話雖如此，倒也不是可以每天吃垃圾食物。我喜歡傳統的日式早餐，所以飲食基本上算是健康。

- 納豆
- 蛋
- 味噌湯

・烤魚

我吃的早餐就如一般書中所寫的那種常見的理想早餐，雖然中午大多吃速食，大概靠早上和晚上相對健康的飲食來取得平衡。外食的話，我最愛麥當勞，但不可能經常吃，所以每個月一次從醫院看診回家的路上就去得來速，算是給自己乖乖接受治療的獎賞。

可以先從改變喝飲料的習慣著手

就像我前面所寫的，飲食不容易改善，我個人覺得改變喝飲料的習慣相對輕鬆又有效，也呼應我在第一章中介紹過的**花草茶，這真的效果好又很簡單，因為只要沖泡飲用就好了。**

就連本來不習慣喝熱飲的我，很快就可以適應了。沒必要徹底將全部飲料都改成熱飲，慢慢改變就好，或者冷的和熱的交錯著飲用也沒關係，建議只要用不勉強可持續執行的方法就好。

現代人大多有畏寒的毛病，所以我想若以改善畏寒為目的，而開始喝熱的花草茶的話是相當不錯，但是，如果過度期待成「為了減輕憂鬱症而喝」，恐怕效果不如預期，畢竟花草茶不是藥。

32

健身

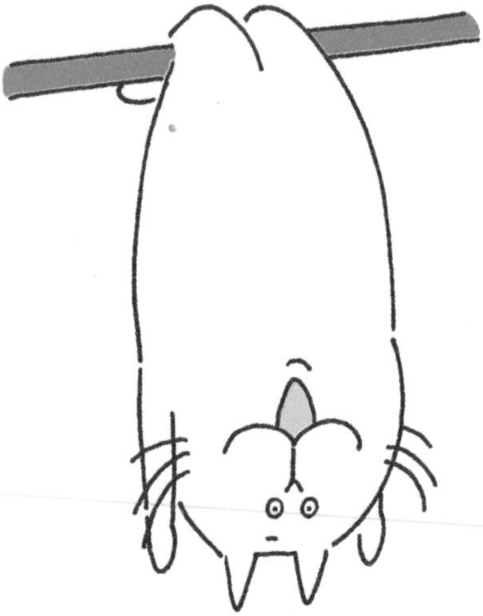

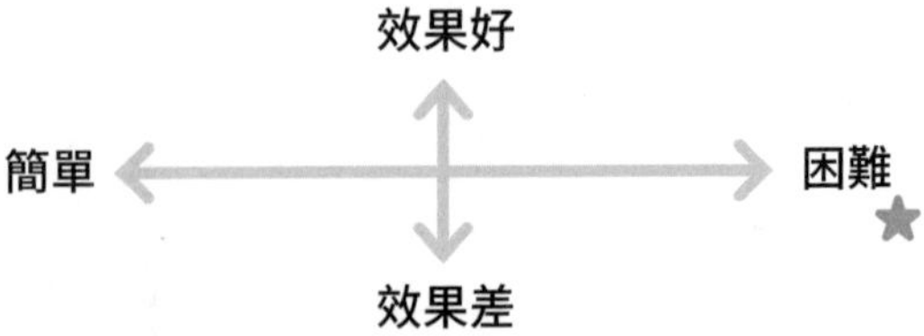

效　果	★★☆☆☆
簡易度	★☆☆☆☆
推薦度	★☆☆☆☆

優　點

有體力和肌力

缺　點

容易因為做不到
而陷入自我厭惡

不只健身，憂鬱症病人想要持續做什麼都不容易，所以如果能夠持續健身的人，可能已經算是狀態比較好的。

「秀給人看」能提高靠健身來改善憂鬱的效果

愛健身的人通常是想向別人展現肌肉吧（笑）。我個人基於下面的理由認為**健身對改善憂鬱有效**。

- 增添自信。
- 成為溝通的一環。
- 可期待社群效應。

首先是自信，當體態變好，毫無疑問一定會產生自信吧。「健身↓練出肌肉↓

秀給人看↓受到誇讚↓更努力健身」一重複這個過程而產生良性循環。

其次是溝通，我也在部落格中實際體驗到，喜歡健身的同好之間，可以用肌肉的話題將氣氛炒得熱絡，這就是透過興趣而出現的強大連結力。

最後在社群方面，也可以想成是溝通的進階版，從喜歡肌肉的朋友轉變為**「肌肉愛好團體」**。**有了「團體歸屬感」，就可以和別人產生連結而消除孤獨感。**

既然要做就該好好加入健身教（笑）

你是否覺得那些有在健身，而且常說「健身可解決任何問題」的人，帶有濃厚的宗教救贖氣息嗎？（笑）我覺得能那樣想很好，現在有很多人感到非常迷惘，不知道要相信什麼才好。**能夠擁有自己可確信的東西這一點是非常重要的。**

33

加入精神病患社群

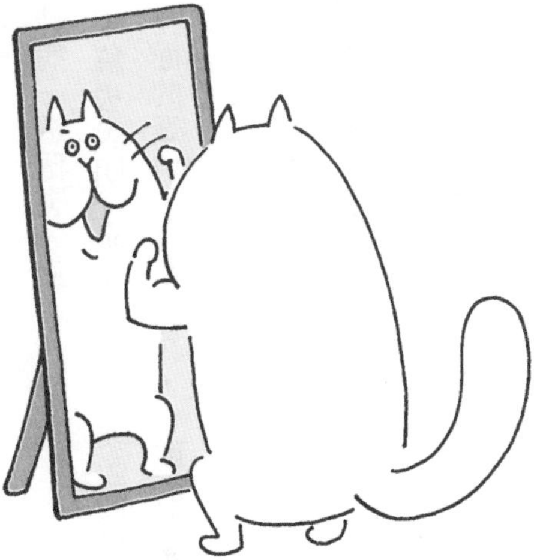

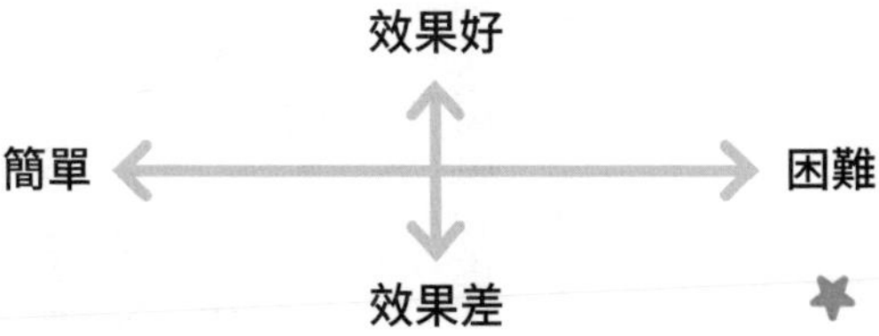

效果	★☆☆☆☆
簡易度	★☆☆☆☆
推薦度	★☆☆☆☆

優點	缺點
可能找到互相理解的人	容易對人際關係煩心

什麼是「精神病患社群」？

「精神病」[4]這個詞源自於非常早期的網路論壇「2 channel」[5]，是個多數人認為帶有歧視的網路用語，原意是指「集結於2 channel上心理健康看板的人」。不過，礙於這個詞給人不太好的印象，平時並不太使用，可是如果用「精神疾病患者社群」或「心理障礙者社群」，聽起來又冗長又生硬，所以我才在這裡大膽使用「精神病」這個詞。

繞來繞去說明了半天，其實要說的就是「精神疾病患者集結的社群」，不包含實際見面的聚會。自始至終，相關的討論都只在網路上進行。

即便有專家加入，社群似乎也難以維持下去

以上這句話是從某位心理學專家聽來的。

・以專家的名義加入。
・專家假裝成當事人加入。

等等，據說試過好幾種形式，可惜全部都不成功。至於失敗的原因，聽說只要經營幾個月，就會**出現社群破壞者**（crusher）。

所謂「社群破壞者」正如字面上的意思，是破壞社群的人。我除了精神病患群組之外，還有加入其他社群，所以很清楚這種情況。不論去哪裡一定都有這種人，現實世界中應該也見怪不怪，不知道是故意還是天生白目，將人際關係一味地帶往破壞的方向。就我個人觀察分析認為，正義感強烈而且大力標榜「替天行道」的人，很可能成為社群破壞者。由於他們的觀念並沒有錯，所以很難加以指責，更重要是一般人也不想遭受池魚之殃，所以不會干涉。然而，像這樣棄置不

4 譯注：日文原音 menhera，取心理健康 mental health 頭文字的簡稱。
5 譯注：日本大型網路論壇，現更名 5 channel。

管的結果，社群的壓力逐漸增大終至崩盤。

我抱著「只要有專家認真投入是不是比較好」的小小期待，終究卻失望了。雖然社群破壞者不只會出現在精神病患群組裡，但由於心理生病的人耐受力不高，幾乎沒有自我淨化能力，短期內好像還找不出具體辦法來解決。

總有一天，我也要成立社群！

可是，我仍抱持著總有一天要成立社群的想法，畢竟**心理生病的人很需要社群**。因為，**孤獨是最大的敵人**。讓人覺得心智強韌的崛江貴文，曾經在某本著作中寫過這樣的一段文章：

> 我最大的天敵是「孤獨」。在拘留所裡，尤其周末沒有訊問也沒律師會面，沒辦法和任何人見面。在外面的世界可以工作或去喝酒，分散注意力，可是在單人

> 囚室裡就沒辦法了。由於實在沒有事可做，以至於受「死亡的恐懼」所苦，這是在外面忙碌生活中早就被遺忘的情緒，在拘留所裡就只能面對自己了。在如此受迫的狀態下，腦袋真的會變得很奇怪，所以每到星期五晚上，我都會申請安眠藥和鎮靜劑。(35)

大概沒有其他名人像他這樣，在電視上受到不當公審，並在社群網站世界中引發大量負評，從這些經歷可以判斷崛江的心智力量比一般人強韌，可是看來就連這樣的人，也無法忍受孤獨。

罹患憂鬱症將自己置身於難以被理解的環境，更增添孤獨感，就算和家人同住，心情上也彷彿被關在單人牢房裡一樣。腦性麻痺小兒科醫師熊谷晉一郎就指出，**要消除孤獨，必須擁有多個依賴對象。**

> 其實依賴著大量的事物，卻感覺「我沒有依賴任何事物」的狀態，才算是「自立」，所以如果想要自立，反而必須增加依賴對象才行。(36)

我贊同熊谷醫師的說法，就我自身的經驗來看也是這樣沒錯。我在網路上公開罹患憂鬱症的事後，認識了一些推特的同伴、部落格的同伴、在當地和我一樣是自由工作者的人等等，所屬的社群逐漸增加，才逐漸覺得自己並不孤獨。

要所有人都冒險向許多社群發送訊息似乎有難度，所以我想至少在網路上先做出可以讓大家安心依賴的社群。我已經多方實驗，不過似乎還需要相當長的時間。

後記

「我做不到的事真多啊……」

說不定有人會存在這樣的想法也不一定，其實我也不是從一開始就什麼都會的喔。好比說「與人見面」難度非常高，所以就算知道要這麼做比較好，卻遲遲無法付諸行動，即使到現在還是會緊張。

重要的是要從**「現在的狀態稍加努力就做得到的事情」開始做起**。即使效果可能很小也無所謂，首先從你自身範圍內做得到的事開始嘗試。這非常重要，不要只一味聽從別人的意見，請用你的價值觀決定。

比如說，無論一般論點或從科學分析都認為運動效果很好，可是對心理疲累到完全無法下床的人來說，因為想著「做了說不定會痊癒」而開始運動，但可能沒有循序漸進，一開始就挑戰高難度的目標，因此造成反效果。我們不能忘記曾經想用苦撐的精神來克服，卻反而讓自己更疲累的經驗。

或許你覺得「那些效果那麼差的事，慢慢做也沒意思」，不過，**就是只能慢慢做**。因為沒有「只要這麼做，憂鬱症就會立馬痊癒」的那種事。而且，請放心，**就算效果差，只要能達成，就會逐漸對自己有自信**，所以一步步走下去就好，不用焦急，照自己的步調去執行吧。

快速治好憂鬱症唯一的方法，就是以連自己都懷疑「這樣做，不會太慢嗎？」的程度，照自己的步調，體貼自己，克服困難跨出小小的每一步，並且誇獎自己。

許多事都是在一開始就得消耗大量的能量，卻還得不到相應的效果。開車就是這樣，起步時最用力踩下油門，也最耗油，卻沒有相對的前進，前面零至二十公里效率很差，但後面六十至八十公里則很快便能順利到達目的地。無論是工作和念書，還是治療憂鬱症也是一樣的道理。**開始之後，只要持續下去就會愈來愈輕鬆**。不過，**太累的時候也可以停下來**，等想挑戰的時候，再開始吧。

希望各位不要給自己壓力，以自己的步調，逐步完成小小任務，這樣任誰都能做到，你一定也可以。而且，**無論在什麼狀態下，一定有你可以做得到的事**，如果你老是以為自己做不到，必定是你在與周遭「健康的人」比較的緣故。

永遠以自己的現狀來思考，從只要稍加努力就可以做到的事開始嘗試，**如果身邊沒有人鼓勵自己，那就請自己誇獎自己。**然後如果你讀了本書之後開始執行什麼事，我一定會全力肯定並誇讚你。再說，你在看這段「後記」就代表你正在實踐「看書」這件事了，你真棒！

看吧，你可以做到的事比你料想得多吧。

我今後的人生也將一直思考自己現在能做的「小事」而行動，**因為我透過治療憂鬱症中學到了，這種看似繞遠的路程才是最快的捷徑。**

如果本書在你面對憂鬱症的人生中能有小小的幫助，對我來說沒有比這更值得高興的事了。

解說

醫生不可靠，要相信「病患的力量」

精神科醫師　和田秀樹

開門見山地說，這是一本好書。

雖然這本書既不是醫生寫的，也沒有作者未曾嘗試過的方式，更沒觸及到我正在關注的憂鬱症療法，像是腦磁波刺激治療或無抽搐電休克治療等，相反地，書中記載的全是親身經歷，只有過來人才寫得出來的內容，對身為醫師的我也非常具參考價值。

雖然在最重要的「療鬱象限圖」部分（效果、簡易度、推薦度）中個人的差異想必很大，不過每一個方法似乎都經過仔細調查，幾乎可以說完全沒有讓我這個醫生感到疑惑的地方。

尤其在社群網站上的相處方式這部分，不僅是憂鬱症患者，而且是社群網站使用者才寫得出的內容，大家的接受度想必高過醫生的建議。還有，書中提出很多日常生活中輕易可以完成的事或平日常見物品的功效，如此深入精確評論的書實在少見。

最重要的是如同作者Hossy所說，憂鬱症這種精神疾病，原則上光靠藥物無法痊癒（其他的精神疾病也大致相同）。然而，日本的精神科醫師的診療時間不足，加上教育訓練並不完善，縱然的確有很好的醫生，仍不能否認在藥物以外的治療的確相當粗糙。所以由病患以過來人的經驗，將這些藥物以外的治療方式寫成指南，實屬難能可貴。

患者自身的建議最有效

我原本就相信病患的力量，不僅擁有治癒自己的力量，還有影響其他病患治療的力量。

例如，專科醫師認為，成癮症被視為具持續性而無自然治癒力——多次因吸食安非他命被逮捕的人明明很可能是成癮症，卻當成是犯罪，不僅本人連帶雙親都被判罪。還有，柏青哥等賭博成癮症也是用「意志力薄弱」加以解釋。然而，現在普遍認定最有效的治療方法是「自助團體」，患者會揭露自身弱點並相互支持，有時彼此交換自己如何戒掉成癮物或成癮行為的意見，藉此給其他團員建議，這正是最理想的治療。

以酒精中毒為例，有藥物可以治療酒癮，而且不只酒精，在戒斷成癮物而感到痛苦時，也有鎮定劑等處方，儘管如此，靠藥物的力量幾乎無法根治，即使專業的諮詢，在成癮症的治療上也經常失敗，反而是患者的團體治療奏效。

「森田療法」是我認為比精神分析更有效的治療方法，這二十年來不斷研究，當中有個名為「生活發現會」的組織，在這裡透過森田療法改善或治癒自身精神官能症的病患或前病患，藉自身如何走出的經驗勸導新進病患，這個組織長年補救欠缺會採取森田療法的醫師與臨床心理師的現狀。

我也主持認知障礙症病患家屬會超過二十年，實際體悟到還是由親身經歷過的人提供建議會比較有效。所以，不要認為醫生比較「偉大」，病患說的話完全不可靠，反過來，許多時候病患說的可能還比醫生有道理。

日本精神科教育並非相當成熟

還有一個問題，我以曾經留學美國的學者身分來看，日本過於欠缺精神科教育，所以才讓人覺得病患基於經驗提的建議有效得多。我曾留學美國卡爾．梅寧格（Karl Menninger）精神醫學校研究精神分析，當時不只學精神分析，還學到了認知療法、團體治療、短期治療、家庭治療法、臨床催眠、以及藥物療法和前面提過的電療法等各式各樣的治療方式，當一種治療方式行不通時，可以改成第二種、第三種等方法。然而，日本以研究藥物治療的生物精神醫學為主流，全國高達八十二間精神科醫療中心，很悲慘地竟沒有任何一位主任教授是像我這樣專攻諮商的醫師。

Hossy能在博多舉辦活動，推估是因為他是福岡人，另外也因為福岡可以說是日本的例外，那裡曾經是心理治療教育水準很高的地區。池見酉次郎先生在這裡設立日本第一個身心科的醫療中心，九州大學的醫學部盛行森田療法，而精神分析的權威西園昌久先生長年在福岡大學擔任教授，而且在諮商領域還有九州大學和福岡教育大學這些高等人才培育機構。在全球以音樂家身分知名的北山修先生，同時留學倫敦研究精神醫學，是論文受國際精神分析雜誌採用的日本第一人，長年在九州大學教授臨床心理學。在福岡，不僅會藥物療法也會諮商治療的醫師雲集，還有許多優秀的諮商師，所以Hossy才能在這裡遇見可以信賴的精神科醫師，以及能以朋友聚會心情長期看診的諮商師吧。

不過，也有像日本東北地方那樣的地區，居該區龍頭地位的東北大學精神科教授佐藤光源在職的十五年內，沒有任何人以心理治療論文取得博士學位，由於這般徹底排斥心理治療的作風，志在心理治療的學生不得不到日本東京等外地尋求深造。

我周遭也有從外地到東京來學習的人，可惜極少數，至少比我年輕世代的老師們在大學醫療中心扎實地學過藥物用法，卻沒受過什麼正統的心理治療教育。因此，在三一一東日本大地震後，可以進行創傷治療（藥物幾乎沒效）的醫生極少，我至今仍固定每個月去當一次義工。

當然，應該也有像Hossy一樣可從病患經歷的角度提供完善建議的人，即使未接受過完善教育仍基於臨床經驗提供優秀治療，可是很多地區在附近難以找到精神科醫師或諮商師，在這樣的處境下，藥物以外的需求只能以自力解決時，毫無疑問本書必定可提供莫大的幫助。

精神科醫師和臨床心理師也值得一讀

美國精神醫學的教育中還有一項令我讚賞的部分，那就是以「病患體驗」作為訓練的文化，這是自佛洛伊德以來的傳統，要成為精神分析師就有義務自身也先接受精神分析（扮演病患）。我在留學期間，曾有兩年半的時間，接受一週五次的精神分析。

我原本抱著學習分析的心態，可能當時也因身處異國而精神不穩定，漸漸融入病患的角色，事實上，當我的精神分析師因為心臟不好休息兩個月的時候，我變得非常不安，等他回來時，我則非常高興。即便回到日本，為了保持我的精神狀態，我仍然持續接受一週兩次以提倡「依愛[6]的包容」而知名的土居健郎醫師為我進行精神分析。

精神分析雖已式微，這項傳統似乎還繼續維持下去，在美國有很多精神科醫師有自己的精神科醫生。有些事必須站在病人的立場才能看見，透過病患體驗，我才得以不焦慮的心情來傾聽病人的情形。在日本擁有病患體驗的精神科醫師恐怕不多（曾自白自身罹患躁鬱症＝雙極性情感障礙的醫生，大多治療成績卓越，且在病人之間擁有高人氣），正因為如此，希望精神科醫師或臨床心理師都能一讀這本書。

當然，很可惜Hossy所說的不代表全部（精神科的治療十分廣泛，一個人的經歷和學習畢竟不足以涵蓋全部領域），但我衷心期盼本書可成為暢銷書籍，引出第二位、第三位Hossy。

6 譯注：日文「甘え」，文中翻譯為「撒嬌／討拍」，土居健郎主張此字是日文特有詞彙，故沿用系列書名「依愛」譯詞。

參考文獻

1 〈人氣社交媒體對年輕人心理健康的影響調查，獲最高評價的是YouTube，獲最差評價的是Instagram〉，《Gigazine》，二〇一八年四月二十二日，https://gigazine.net/news/20180422-sns-foryoung-mental-health/ad668c2ec7a74c2a.pdf

來源：Social media and young people's mental health and wellbeing-#StatusOfMind

（PDF檔）https://www.rsph.org.uk/uploads/assets/uploaded/62be270a-a55f-4719-ad668c2ec7a74c2a.pdf

2 〈「網路輿論」與「論戰」的實況〉，山口真一「從論戰看網路輿論的真相與未來」演講資料，http://www.glocom.ac.jp/wp-content/uploads/2016/06/20160628_Yamaguchi.pdf

3 〈「吐實」，拯救了得憂鬱症的芥川獎得獎作家〉，BuzzFeed News，二〇一七年十一月九日，https://www.buzzfeed.com/jp/kotahatachi/hitomi-kanehara

4 〈從相信產生副作用的機制：良藥（信以為真）苦口的腦迴路（十月六日號Science刊載論文〉，NPO法人All About Science Japan官網，二〇一七年十月十六日，http://aasj.jp/news/watch/7527

5 竹田伸也《與負面思考聰明相處 認知療法Trainning book 以心理柔軟操面對痛苦和心情折衷的力量》（暫譯），遠見書房，二〇一二年

6 佐藤純《天氣痛：都是自律神經惹的禍》，林雅惠譯，新自然主義，二〇一五年

7 川嶋朗《身心萬病起於「寒」》，集英社新書，二〇〇七年

8 〈徒手療法的效果〉，狗狗本鋪（wanchan honpo）二〇一八年九月二十二日更新，https://wanchan.jp/osusume/detail/1626

9 前述〈人氣社交媒體對年輕人心理健康的影響調查，獲最高評價的是YouTube，獲最差評價的是Instagram〉，《Gigazine》

10 岡田尊司《壓力，努力撐過就好嗎？該放鬆的也許不是身體，而是你的情緒》

王美娟譯，台灣東販，二〇一三年

11 前述 岡田尊司《壓力，努力撐過就好嗎？該放鬆的也許不是身體，而是你的情緒》

12 北村昌陽〈學會「深呼吸」改善不舒適 勞動的身體的結構〉，《健康UP/NIKKEI STYLE》，二〇一一年十月二十三日，https://style.nikkei.com/article/DGXNASFK1902L_Z11C11A0000000

13〈通勤尖峰的壓力超越戰場——調查報告〉，CENT Japan，二〇〇四年十二月二日，https://japan.cnet.com/article/20077623/

14〈非典型憂鬱症的症狀〉姬路身心科／前田診所官網，http://www.drmaedaclinic.jp/da1001.html

15 田中慎彌《孤獨論 逃走，活下去》（暫譯），德間書店，二〇一七年

16 麥特·海格《我在地球的日子》（*The Humans*），李延熹譯，春天出版國際文化有限公司，二〇一五年

17〈研究證實閱讀消除壓力的效果非常好〉，《Gigazine》，二〇〇九年三月三十日

https://gigazine.net/news/20090330_reading_reduce_stress/
來源：Reading 'can help reduce stress'-Telegraph”，https://www.telegraph.co.uk/news/health/news/5070874/Reading-can-help-reduce-stress.html

18 拉爾夫・沃爾多・愛默生《依靠自我》（*Relying on self*）（暫譯），伊東奈美子譯，海與月社，二〇〇九年

19 加藤忠史《憂鬱症的腦科學—開拓精神醫療的未來》（暫譯），幻冬舍新書，二〇〇九年

20 岡田尊司《憂鬱與情緒障礙》（暫譯），幻冬舍新書，二〇一〇年

21 原富英「可停的藥與不可停的藥之間的差別」《PRESIDENT電子誌》，二〇一七年十二月二十二日，http://president.jp/articles/-/24045

22 「預防憂鬱症需每週運動1小時　步行讓心情開朗」，日本健康運動研究所官網，二〇一七年十月二十五日，http://www.jhei.net/news/2017/000511.html

23 前述「預防憂鬱症需每週運動1小時　步行讓心情開朗」，日本健康運動研究所官網

24 大衛・柏恩斯（David D. Burns）《感覺良好：心情緒療法》（*Feeling Good: The New Mood Therapy*）（暫譯），野村總一郎等譯，星和書店，二〇〇四年

25 前述〈「網路輿論」與「論戰」的實況〉，山口真一「從論戰看網路輿論的真相與未來」演講資料

26 〈何謂偽藥？臨床實驗報告〉武田藥品工業股份有限公司首頁，http：//www.takeda.co.jp/ct/placebo.html

27 〈「平成二十八年有關資訊通信媒體的使用時間與資訊行動調查報告書」的公開〉，總務省，二〇一七年七月七日，http：//www.soumu.go.jp/menum news/s-news/01iicp01020000064. html

28 葛瑞格・麥基昂（Greg McKeown），《少，但是更好》（*Essentialism: The Disciplined Pursuit of Less*）詹采妮譯，天下文化，二〇一四年

29 加藤忠史《憂鬱症的腦科學—開拓精神科醫療的未來》幻冬舍新書，二〇〇九年

30 〈Money and Mental illness：A Study of the Relationship Between Poverty and Serious Psychological Problems〉，NCBI，http：//www.ncbi.nim.nih.

gov/pubmed/26433374
31〈年收一旦超過八百萬日圓，幸福度不再上升/橘玲的幸福「資本」論〉Diamond on line，二〇一七年九月六日，http：// diamond.jp/articles/-/141130
32《WHO 朝向認定遊戲依存症為「疾病」需要預防及治療》朝日新聞數位版，二〇一八年六月十九日，http：//www.asahi.com/articles/ASL6K741TL6KULBJ009.html
33 前述 麥特．海格（著）《我在地球的日子》（*The Humans*）
34《消除「飯後高血糖」很危險～看見了！糖尿病、心肌梗塞的新對策》，NHK special官網，https：//www.nhk.or.jp/special/kettouchi/result/
35 崛江貴文《只想自己的事，不受無聊小事擺布的心智術》（暫譯）Poplar社，二〇一八年
36〈自立就是增加依賴對象　希望就是分享絕望〉東京都人權啟發中心，二〇一二年十一月二十七日，https：//www.tokyo-jinken.or.jp/publication/tj_56_interview.html

本書作者Hossy於四年前罹患憂鬱症，目前處於穩定期，他將至今實踐過「憂鬱症的對應方法」整理成本書。雖然不能保證這些方法對大家一定百分百有效（效果因人而異），但書中滿載作者的心願，希望能提供受憂鬱症所苦，卻仍想改變自己的人一些提議。（日本Discover 21編輯部）

人生顧問 378

我們都有小憂鬱：運用療鬱象限圖的33種情緒解方，化解莫名的疲憊和心情鬱悶

作　者—Hossy
譯　者—郭菀琪
副 主 編—郭香君
責任編輯—龍穎慧
責任企劃—張瑋之
內頁插圖—くらきち
視覺設計—FE設計
內頁排版—極翔企業有限公司

編輯總監—蘇清霖
董 事 長—趙政岷
出 版 者—時報文化出版企業股份有限公司
108019台北市和平西路三段二四〇號一至七樓
發行專線—（〇二）二三〇六—六八四二
讀者服務專線—〇八〇〇—二三一—七〇五
（〇二）二三〇四—七一〇三
讀者服務傳真—（〇二）二三〇四—六八五八
郵撥—一九三四四七二四時報文化出版公司
信箱—10899臺北華江橋郵局第九九信箱

時報悅讀網—https://www.readingtimes.com.tw
綠活線臉書—https://www.facebook.com/readingtimesgreenlife
法律顧問—理律法律事務所　陳長文律師、李念祖律師
印　刷—勁達印刷有限公司
初版一刷—二〇一九年十一月十五日
初版三刷—二〇二〇年十月十二日
定　價—新台幣三三〇元

時報文化出版公司成立於一九七五年，
並於一九九九年股票上櫃公開發行，於二〇〇八年脫離中時集團非屬旺中，
以「尊重智慧與創意的文化事業」為信念。

我們都有小憂鬱：運用療鬱象限圖的33種情緒解方，化解莫名的疲憊和心情鬱悶 / Hossy著；郭菀琪譯. -- 初版. -- 臺北市：時報文化, 2019.11
面；　公分. -- (人生顧問；378)
譯自：うつを治す努力をしてきたので、効果と難易度でマッピングしてみた
ISBN 978-957-13-8010-0 (平裝)

1.憂鬱症　2.生活指導

415.985　　108018041

ISBN 978-957-13-8010-0
Printed in Taiwan